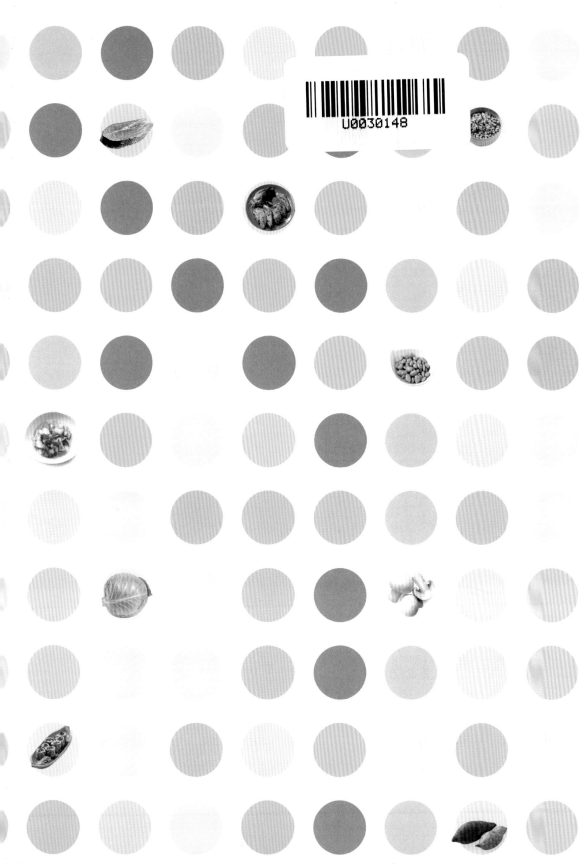

U0030148

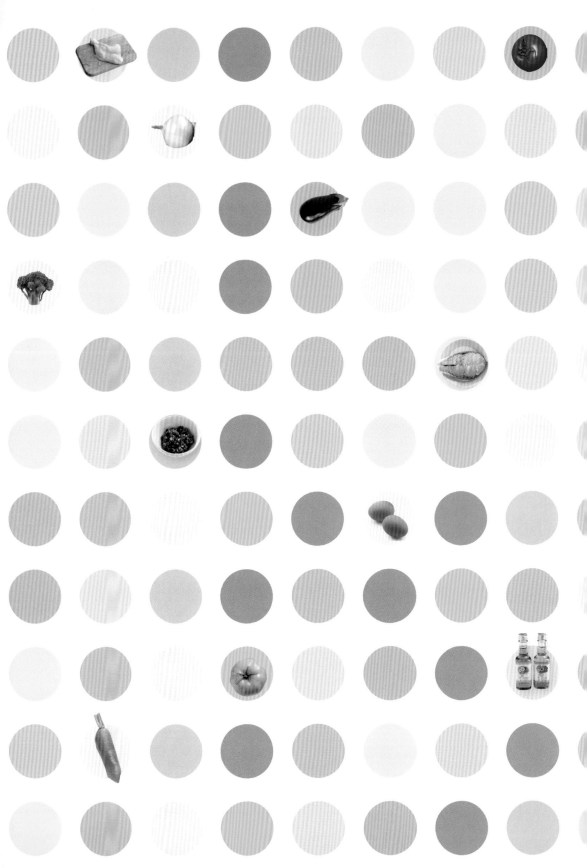

H₂O 原水文化

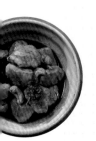

人氣爆棚營養師團隊教你靠吃就能瘦

增肌減脂
低GI自煮訓練

林敬鈞、陳怡儒、蘇雅惠——合著

作者序 1　林敬鈞 (營養師、Nuture Fit 創辦人)
14 │ 將濃縮的營養學融入日常，每個人都能變得更健康！

作者序 2　陳怡儒 (營養師、Nuture Fit 創辦人)
16 │ 理論與實踐並重，建立新的健康飲食模式

作者序 3　蘇雅惠 (食譜設計、丙級中餐烹調技術士檢定合格)
18 │ 不只是食譜，更是健康知識的傳遞

Chapter 1

超好學 | 挑食有理 ▶ 挑對的食物，用對的方法
拒絕沒營養的空熱量

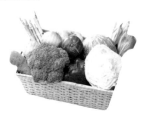

POINT 1
22 │ 要好好吃東西，先認識六大類食物

POINT 2
32 │ 增肌期 vs 減脂期 三大營養素這樣搭

POINT 3
38 │ 把握 8 原則，就能越吃越瘦！

Chapter 2

超好懂 | A 你的 Q ▶ 解答你的食用疑問
釐清瘦不了的減重迷思

Question 1
44 │ 現階段的你，需要增肌或減脂？

Question 2
46 │ 增肌和減脂可以同步進行嗎？

Question 3
48 │ 想要增肌或減重，看總熱量還是營養素？

Question 4
50 │ 蛋白質很重要嗎？每日攝取多少才足夠？

Question 5
52 │ 想減脂就不能吃飯？澱粉這麼可怕嗎？

Question 6
54 │ 我飲料都點無糖，怎麼還是越喝越胖？

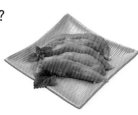

Question 7

56 | 正餐沒胃口、不想吃東西怎麼辦？

Question 8

58 | 我知道要飲食控制！但就是吃不飽怎麼辦？

Question 9

60 | 如何吃少又吃飽，吃飽又不會爆卡？

Question 10

62 | 少量多餐或三餐定時？進食要照順序來嗎？

Question 11

64 | 防彈咖啡是什麼？聽說喝了就能變瘦？

Question 12

66 | 運動前後要吃東西嗎？吃什麼最適合？

Question 13

68 | 我很認真運動了，為什麼肚子還是很大？

Question 14

70 | 我沒有時間下廚，外食能搭配減脂餐嗎？

Question 15

72 | 我有運動習慣，可以多吃一點嗎？

Question 16

74 | 可以吃「代餐」嗎？減肥效果好不好？

Question 17

76 | 吃完大餐量體重，居然馬上「變胖」了？

Question 18

78 | 少吃一餐會瘦嗎？如何計算基礎代謝率？

Question 19

80 | 熱量吃不到 BMR 反變胖！有方法提升 BMR 嗎？

Question 20

82 | 不搭配飲食控制，真的瘦不了嗎？

Question 21

84 | 一個月瘦 10 公斤？！減重的合理速度為何？

Question 22

86 | 什麼是 168 斷食法？誰不適合這麼做？

Question 23

88 | 我都照著指示吃，為什麼還是瘦不了？

Chapter 3

超省時 | **健康煮義** ▶ 不必大費周章
也能越吃越健康

食在安心
92 | 食材這樣挑、那樣選

食在美味
96 | 開煮前,這些東西備起來

食在方便
100 | 食譜使用與資訊查找說明

風味醬料篇

MENU 01
104 | 酪梨醬

MENU 02
104 | 五味醬

MENU 03
105 | 椒麻醬

MENU 04
105 | 蜂蜜油醋醬

MENU 05
106 | 蔥花淋醬

MENU 06
106 | 蒜泥醬

MENU 07
107 | 薑醋沾醬

MENU 08
107 | 莎莎醬

MENU 09
108 | 蒜香沾醬

MENU 10
108 | 和風醬

五穀雜糧篇

MENU 11
110 | 糙白雙米飯

MENU 12
111 | 紅豆糙米飯

MENU 13
112 | 燕米白米飯

MENU 14
113 | 藜麥糙米飯

MENU 15
114 | 鷹嘴豆白米飯

MENU 16
115 | 氣炸馬鈴薯塊

MENU 17
115 | 鹽味飯糰

MENU 18
116 | 毛豆飯糰

MENU 19
116 | 蒸地瓜

總目錄

營養主菜篇

MENU 20
118 | 優格咖哩雞胸

MENU 21
119 | 柚香雞柳

MENU 22
120 | 可樂雞翅

MENU 23
121 | 照燒雞腿排

MENU 24
122 | 鹽麴煎雞胸

MENU 25
124 | 蒜辣雞塊拌腰果

MENU 26
126 | 蔬菜雞肉捲

MENU 27
128 | 醬燒香菇雞

MENU 28
130 | 蔥油嫩雞絲

MENU 29
132 | 紅酒燉牛肉

MENU 30
134 | 滷牛腱

MENU 31
136 | 黑胡椒香蔥牛肉

MENU 32
138 | 味噌牛肉絲

MENU 33
139 | 洋蔥梅花燒肉

MENU 34
140 | 古早味煎豬排

MENU 35
142 | 馬鈴薯燉肉

MENU 36
144 | 蒜泥豬肉片

MENU 37
145 | 微波泡菜豬肉

MENU 38
146 | 菠菜肉捲

MENU 39
148 | 豆腐豬肉漢堡排

MENU 40
150 | 蔭瓜蒜香肉丸

MENU 41
151 | 莎莎醬鮭魚排

MENU 42
152 | 豆腐蒸鯛魚

MENU 43
153 | 香酥旗魚

MENU 44
154 | 紙包檸檬魚

MENU 45
156 | 醬燒鱸魚排

MENU 46
157 | 椒鹽鱸魚排

MENU 47
158 | 啤酒蒸甜蝦

MENU 48
160 | 黑胡椒蒜香蝦

MENU 49
162 | 千張蝦肉捲

MENU 50
164 | 蔥蛋蝦仁

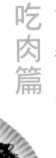

不想吃肉篇

MENU 51
166 | 海苔豆包捲

MENU 52
167 | 泰式酸辣豆包

MENU 53
168 | 茄汁豆包

MENU 54
170 | 家常豆腐

MENU 55
172 | 櫛瓜炒豆皮

MENU 56
174 | 炒四色

美味配菜篇

MENU 57
176 | 鮮蝦毛豆蒸蛋

MENU 58
177 | 紅蘿蔔蛋捲

MENU 59
178 | 毛豆蛋捲

MENU 60
179 | 菇菇起司蛋捲

MENU 61
180 | 古早味蔥花蛋

MENU 62
181 | 西式炒蛋

MENU 63
182 | 九層塔蛋

MENU 64
183 | 沙茶蔥蛋

MENU 65
184 | 番茄炒蛋

MENU 66
185 | 香煎板豆腐

MENU 67
186 | 涼拌豆干絲

MENU 68
187 | 蒜香毛豆仁

MENU 69
188 | 樹子炒水蓮

MENU 70
189 | 塔香杏鮑菇

MENU 71
190 | 蒜辣杏鮑菇

MENU 72
191 | 蠔油雙菇

MENU 73
192 | 黑松露鴻喜菇

MENU 74
193 | 和風秋葵

MENU 75
194 | 酸辣玉米筍

MENU 76
195 | 油醋牛番茄

MENU 77
196 | 橄欖油拌蔬菜

MENU 78
197 | 茶油拌青江菜

MENU 79
198 | 酪梨油拌敏豆

MENU 80
199 | 辣炒高麗菜

MENU 81
200 | 梅汁木耳

總目錄

MENU 82
201 | 干貝醬拌甜椒

MENU 83
202 | 蔥醬紫茄

MENU 84
203 | 太陽蛋

MENU 85
204 | 水蒸嫩蛋

MENU 86
205 | 溏心蛋

MENU 87
206 | 五味雞蛋豆腐

MENU 97
226 | 藜麥彩椒毛豆

MENU 98
228 | 蜂蜜油醋雞胸沙拉

MENU 99
230 | 菇菇雞燕米飯

速配套餐篇

A 套餐
233 | 蒜味腰果雞塊餐

B 套餐
234 | 豆腐豬肉漢堡排餐

C 套餐
235 | 照燒雞腿排餐

D 套餐
236 | 千張蝦肉捲餐

E 套餐
237 | 蔬食海苔豆包捲餐

F 套餐
238 | 菇菇雞肉炊飯餐

G 套餐
239 | 麻油雞湯餐

一鍋到底篇

MENU 88
208 | 鮭魚鮮菇炊飯

MENU 89
210 | 馬鈴薯菠菜烘蛋

MENU 90
212 | 香草時蔬烤雞

MENU 91
214 | 減醣豆漿鍋

MENU 92
216 | 麻油雞湯

MENU 93
218 | 酸辣海鮮沙拉

MENU 94
220 | 電鍋版羅宋湯

MENU 95
222 | 煙燻鮭魚酪梨馬芬堡

MENU 96
224 | 什錦蔬食炊飯

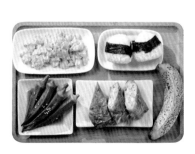

主要材料索引目錄

營養主菜篇／不想吃肉篇／美味配菜篇／一鍋到底篇

雞

營養主菜篇

118 | MENU 20 優格咖哩雞胸
119 | MENU 21 柚香雞柳
120 | MENU 22 可樂雞翅
121 | MENU 23 照燒雞腿排
122 | MENU 24 鹽麴煎雞胸
124 | MENU 25 蒜辣雞塊拌腰果
126 | MENU 26 蔬菜雞肉捲
128 | MENU 27 醬燒香菇雞

130 | MENU 28 蔥油嫩雞絲

一鍋到底篇

212 | MENU 90 香草時蔬烤雞
216 | MENU 92 麻油雞湯
228 | MENU 98 蜂蜜油醋雞胸沙拉
230 | MENU 99 菇菇雞燕米飯

豬

營養主菜篇

139 | MENU 33 洋蔥梅花燒肉
140 | MENU 34 古早味煎豬排
142 | MENU 35 馬鈴薯燉肉
144 | MENU 36 蒜泥豬肉片

145 | MENU 37 微波泡菜豬肉
146 | MENU 38 菠菜肉捲
148 | MENU 39 豆腐豬肉漢堡排
150 | MENU 40 蔭瓜蒜香肉丸

牛

營養主菜篇

132 | MENU 29 紅酒燉牛肉
134 | MENU 30 滷牛腱
136 | MENU 31 黑胡椒香蔥牛肉
138 | MENU 32 味噌牛肉絲

一鍋到底篇

220 | MENU 94 電鍋版羅宋湯

海鮮

營養主菜篇

151 | MENU 41 莎莎醬鮭魚排
152 | MENU 42 豆腐蒸鯛魚
153 | MENU 43 香酥旗魚
154 | MENU 44 紙包檸檬魚
156 | MENU 45 醬燒鱸魚排
157 | MENU 46 椒鹽鱸魚排
158 | MENU 47 啤酒蒸甜蝦
160 | MENU 48 黑胡椒蒜香蝦
162 | MENU 49 千張蝦肉捲

164 | MENU 50 蔥蛋蝦仁

美味配菜篇

176 | MENU 57 鮮蝦毛豆蒸蛋

一鍋到底篇

208 | MENU 88 鮭魚鮮菇炊飯
218 | MENU 93 酸辣海鮮沙拉
222 | MENU 95 煙燻鮭魚酪梨馬芬堡

蛋

營養主菜篇

164 | MENU 50 蔥蛋蝦仁

美味配菜篇

176 | MENU 57 鮮蝦毛豆蒸蛋
177 | MENU 58 紅蘿蔔蛋捲
178 | MENU 59 毛豆蛋捲
179 | MENU 60 菇菇起司蛋捲
180 | MENU 61 古早味蔥花蛋
181 | MENU 62 西式炒蛋
182 | MENU 63 九層塔蛋

183 | MENU 64 沙茶蔥蛋
184 | MENU 65 番茄炒蛋
203 | MENU 84 太陽蛋
204 | MENU 85 水蒸嫩蛋
205 | MENU 86 溏心蛋

一鍋到底篇

210 | MENU 89 馬鈴薯菠菜烘蛋

主要材料索引目錄

營養主菜篇／不想吃肉篇／美味配菜篇／一鍋到底篇

主要材料索引目錄

營養主菜篇／不想吃肉篇／美味配菜篇／一鍋到底篇

豆腐 豆製品

營養主菜篇

148 | MENU 39 豆腐豬肉漢堡排
152 | MENU 42 豆腐蒸鯛魚

不想吃肉篇

166 | MENU 51 海苔豆包捲
167 | MENU 52 泰式酸辣豆包
168 | MENU 53 茄汁豆包

170 | MENU 54 家常豆腐
172 | MENU 55 櫛瓜炒豆皮

美味配菜篇

185 | MENU 66 香煎板豆腐
186 | MENU 67 涼拌豆干絲
206 | MENU 87 五味雞蛋豆腐

蔬食

不想吃肉篇

174 | MENU 56 炒四色

美味配菜篇

187 | MENU 68 蒜香毛豆仁
188 | MENU 69 樹子炒水蓮
189 | MENU 70 塔香杏鮑菇
190 | MENU 71 蒜辣杏鮑菇
191 | MENU 72 蠔油雙菇
192 | MENU 73 黑松露鴻喜菇
193 | MENU 74 和風秋葵
194 | MENU 75 酸辣玉米筍
195 | MENU 76 油醋牛番茄

196 | MENU 77 橄欖油拌蔬菜
197 | MENU 78 茶油拌青江菜
198 | MENU 79 酪梨油拌敏豆
199 | MENU 80 辣炒高麗菜
200 | MENU 81 梅汁木耳
201 | MENU 82 干貝醬拌甜椒
202 | MENU 83 蔥醬紫茄

一鍋到底篇

224 | MENU 96 什錦蔬食炊飯
226 | MENU 97 藜麥彩椒毛豆

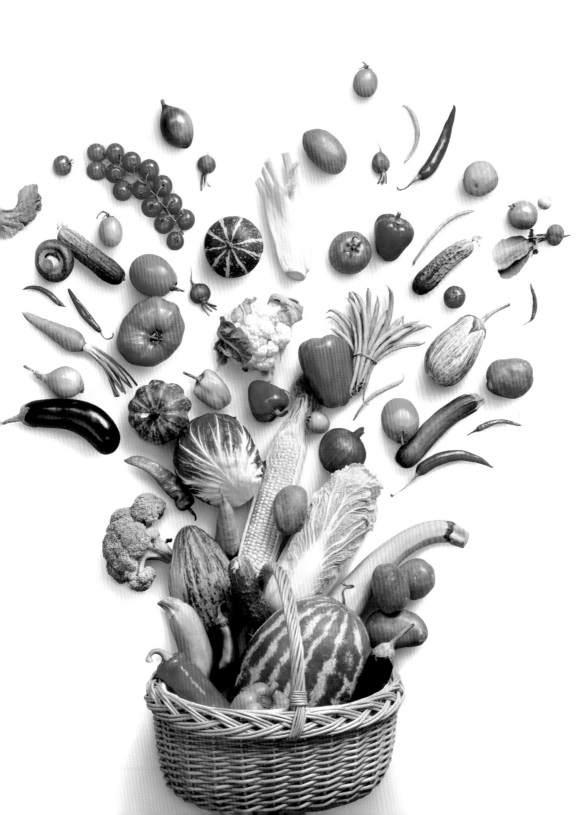

將濃縮的營養學融入日常，每個人都能變得更健康！

林敬鈞（營養師、Nuture fit 創辦人）

我大學就讀營養系，學習四年營養相關知識後，我進入醫院實習，這個過程中，我看到許多慢性疾病是透過藥物或手術都無法完全復元的，病人必須帶著疾病過一輩子，甚至越來越嚴重，生活品質大打折扣。

因此大學畢業之後，我決定投入健康產業和專研預防醫學，期待結合自己的所學與專業，能夠在慢性病發生之前就介入或給予協助，透過飲食調整和運動來達到疾病預防的效果，並且讓自己、身邊的人、每一個人的生活都可以更健康。

近幾年，健身與運動的風氣逐漸興起，我與我的營養師團隊進一步把營養學的知識和增肌減脂做結合，把艱深困難的知識融入日常生活中，讓大家就算不是營養學本科系出身，也能用淺顯

易懂的方式來學習和執行，因此我們推廣的營養知識都是非常實用且符合生活的。

　　這本書裡的每一道增肌減脂料理，都是由我們團隊設計的便當餐盤去發想，即使是第一次開火的人都能輕鬆上手，煮出美味可口、營養均衡的餐食，並有效控制自己應該攝入的份量和熱量，從現在就開始儲存健康存摺，減少未來花費在減肥或醫療上的費用。

　　這本書的完成要特別感謝我的團隊，還有其他所有的合作夥伴，從經營社群、創辦 Nuture Fit 到這本書的出版，我們都致力推廣健康的減脂和增肌飲食，目標則是打造一個沒有長照和醫療負擔的未來。希望這本書可以幫助所有想要變得更健康的朋友。

理論與實踐並重，建立新的健康飲食模式

陳怡儒（營養師、Nuture Fit 創辦人）

減肥一直都是時下最流行的話題，在高中時期變胖十公斤的我，在考上大學、就讀營養系之後，也嘗試過好多減肥法，最有印象的是那時候當紅的韓國女星減肥法，例如，蘋果減肥法、水煮餐減肥法、仙女餐減肥法、水煮蛋減肥法等。總之，只要是有名女明星執行過的減肥法，就會變得很盛行，為了「跟她們一樣」我也很認真嘗試。但在無數嘗試、也好幾次復胖之後，才發覺網路上有很多減肥資訊都是不正確、不健康的，通常都是以快速的瘦身為主打，以致瘦是瘦了，身體的代謝或是荷爾蒙也跟著被打亂了。

我真正瘦下來，而且再也不用對「復胖」提心吊膽，是在準備國考的那段時間，我運用大學期間所學營養學知識為輔助，身體力行完全以天然食物和飲食控制瘦下來，成功減脂四公斤。

直到今日，網路上仍然充斥很多極端減肥法，成為營養師之後，更希望民眾無論是使用什麼飲食方法，都要以健康為前提來執行，不希望大家因為減重而損害自己的健康，甚至出現厭食、暴食的行為。

　　因而在畢業之後，我開始撰寫營養相關的文章，把健康減重的知識與觀念傳遞出去，也因為如此，收到很多粉絲的回饋，讓我了解身受「不健康減重方法」之害的人，真的很多很多。

　　當營養師的過程中，我一直在接觸新的增肌減脂資訊，就讀研究所時也研讀了一些新的減重理論，我把這些新理論新知識，融合了許多學員、粉絲的減重諮詢經驗，都寫進書裡了，期待大家可以邁向更健康的體態及新的健康飲食模式。

不只是食譜，更是健康知識的傳遞

蘇雅惠（食譜設計、丙級中餐烹調技術士檢定合格）

以前為了維持身材我都不敢多吃，到了中年以後，才發現肌力越來越弱，才發覺「代誌大條了」！後來，跟著 Nuture Fit 的林敬鈞營養師一起學習、一起吃，建立營養觀念之後，開始了一位中年婦人的健康料理分享之路。

原來，吃多不一定會變胖，少吃也不見得瘦得了，重點是「吃了什麼」，唯有吃對食物，再搭配適當的運動與肌力鍛鍊，才能達成快樂吃、健康瘦。我從這樣的概念出發，開始設計增肌及減脂族群的菜單，並且在 Instagram 分享料理的做法與餐點的搭配。

會意識到飲食的重要，原因之一是我最愛的媽媽是因為糖尿病控制不當洗腎多年，最終不敵病痛而離世。過去不能多花點時間陪她，甚至協助她導正飲食習慣，一直是我心中的遺憾，如今有機會和更多人分享健康料理，不管多辛苦，我都告訴自己要堅持到底。

不管是在 Instagram 分享，或這本書的餐點設計與食譜撰寫，我都是利用下班之餘，一點一滴累積而成，每每事情做不完時，就很希望自己一天有四十八小時可以用，但這世界是公平的，每個人一天二十四小時就是二十四小時，只得犧牲睡眠與休閒的時間了。幾度懷疑自己是不是要過勞了，但是想到媽媽，就告訴自己不要放棄，因為我正在做的不只是分享食譜而已，更是健康概念的傳遞。

　　身為一個上班族、職業婦女、養大三個孩子的 mama，更深刻覺得時間永遠不夠用，在廚房練就的也是一身快、狠、準的利索功夫，所以這本書中沒有「厚工」的作法、沒有浮誇的菜色，只有簡單又能快速料理出來的營養餐食，不管是為自己帶便當或為家人準備餐食都非常適合。謹將本書獻給我最愛的媽媽、認真的自己、一直陪伴在身邊的親友和所有願意為自己健康付出努力的讀者。

超好學
挑食有理

挑對的食物，用對的方法
拒絕沒營養的空熱量

享瘦不需要節食、餓到頭昏眼花，
把握原則不只吃飽，還能越吃越瘦：
認識六大營養素，才能好好吃東西、
學會不同階段的三大營養素搭配、
增肌減脂不失敗的 8 個指南報你知。

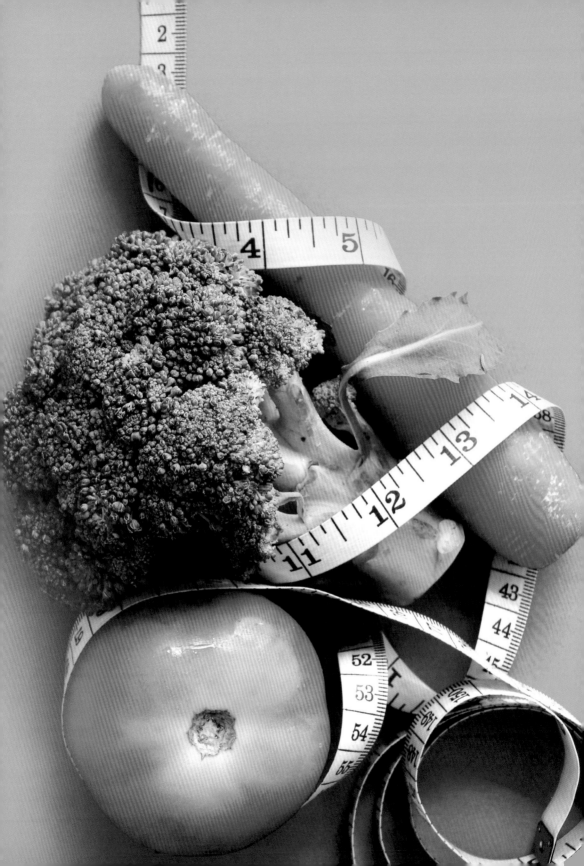

要好好吃東西，先認識六大類食物

吃得飽不等於吃得好！所謂好的食物可不是高級、昂貴或稀有就是好，而是指「均衡飲食」。均衡攝取六大類食物，有助維持生理、心理健康。

1 全穀雜糧類

全穀雜糧類俗稱「澱粉類」，包括米麥類、澱粉根莖類、豆類及果實類，主要為碳水化合物所組成，是含醣類最多的食物。醣類是大腦最主要的能源，參與了身體重要的能量代謝，符合需求的醣類可以使身體免於酮中毒、低血糖、組織蛋白質分解等危機。但攝取過量（超出身體所需）的醣類食物，會使熱量超標，並轉化成脂肪儲存於身體中。

◆ 低 GI 值的澱粉食物

GI 值（Glycemic index）又稱為升糖指數，簡單來說，就是用來判斷醣類食物對血糖值高低的影響力，一開始是為了讓糖尿病患者能夠明確選擇食物而設計。舉例來說，吐司吃下肚後，血糖短時間內快速提升、波動明顯，為高 GI 食物，若能改吃低 GI 食物（如燕麥），則能維持血糖穩定，避免血糖失控。

★ 常見主食的 GI 值

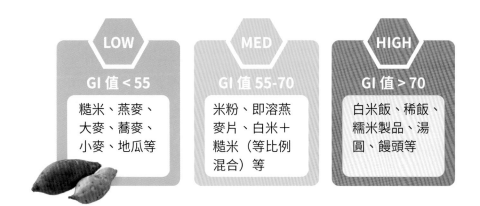

LOW	MED	HIGH
GI 值 < 55	GI 值 55-70	GI 值 > 70
糙米、燕麥、大麥、蕎麥、小麥、地瓜等	米粉、即溶燕麥片、白米＋糙米（等比例混合）等	白米飯、稀飯、糯米製品、湯圓、饅頭等

◆ 精緻澱粉 vs 非精緻澱粉

　　澱粉類又分為精緻澱粉及非精緻澱粉。精緻澱粉包括精白米、蛋糕、甜甜圈等，這些會讓你的血糖容易飆升，吃完會很想睡覺，且這類食物常讓你一直想吃，停不下來。

　　非精緻澱粉包含地瓜、糙米、燕麥等，這些澱粉同時也包含纖維，會使你比較有飽足感。根據世界衛生組織建議，每天應攝取非精緻澱粉占總澱粉量的 1/3，這類澱粉除了可以穩定血糖、減少胰島素的升高外，同時也會減少體脂肪的生成。

營養Tips

謝絕澱粉才能減脂嗎？

在減脂階段並「不建議」完全不吃澱粉類，重點是要「選對」。選擇高纖維、低 GI 的澱粉類食物，除了可以增加飽足感，還可以預防自己吃下過多的醣類。推薦食物有地瓜、糙米、燕麥、紅豆、黑豆、薏仁。

2 蔬菜類

　　國人建議每天攝取的纖維量為 20-35g。外食族很常會忽略蔬菜的重要性。蔬菜富含的膳食纖維，有助增加飽足感，飽足感提升了，對其他食物的需求下降（如零食、點心或澱粉類主食等），也就能減少脂肪及熱量的攝取，進而讓整體飲食更均衡與健康。

◆ 蔬菜夠「色」，健康加分

　　蔬菜富含各式各樣的維生素、礦物質與植化素，如花青素、胡蘿蔔素、茄紅素、多醣體等，每一項都是啟動身體代謝的小螺絲，例如，最廣為人知的茄紅素、花青素，根據研究指出具有抗氧化、抗老化等功能。不同顏色的蔬菜含有不同的植化素，這些植化素對人體健康各有益處，如提升免疫力、降低膽固醇、減少罹患心血管疾病的風險等。

★ 各色蔬菜的健康密碼

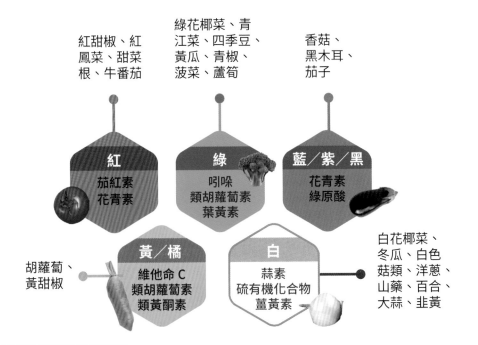

紅甜椒、紅鳳菜、甜菜根、牛番茄

綠花椰菜、青江菜、四季豆、黃瓜、青椒、菠菜、蘆筍

香菇、黑木耳、茄子

紅 茄紅素 花青素

綠 吲哚 類胡蘿蔔素 葉黃素

藍／紫／黑 花青素 綠原酸

胡蘿蔔、黃甜椒

黃／橘 維他命 C 類胡蘿蔔素 類黃酮素

白 蒜素 硫有機化合物 薑黃素

白花椰菜、冬瓜、白色菇類、洋蔥、山藥、百合、大蒜、韭黃

◆ 延緩老化，對抗自由基

蔬菜中豐富的維生素及礦物質具有抗氧化作用。抗氧化有助於延緩老化，同時能降低「自由基」對身體造成的傷害。自由基（Free radicals）是氧在體內新陳代謝後所產生的物質，不穩定性高、活性極強，可與任何物質發生強烈的反應，過量的自由基在體內流動，會破壞細胞、產生疾病、促進老化，對身體健康造成負面影響，增加致癌風險。

◆ 水溶性纖維 vs 非水溶性纖維

膳食纖維可由蔬菜、全穀雜糧類、水果中取得，其中蔬菜富含膳食纖維，可以幫助排便順暢、增加腸道穩定性。膳食纖維又分為水溶性纖維和非水溶性纖維。水溶性纖維包含燕麥、水果、菊苣纖維（可能加在飲料裡）等，可以增加飽足感和延緩醣類吸收的速度。非水溶性纖維包含蔬菜類、堅果、果皮等，就是我們吃到的比較粗的纖維，可以增加大便體積，促進腸胃蠕動，搭配足夠的水分，就有預防便祕的功效。

營養Tips

足量的蔬菜可以瘦小腹！

外食族在減脂期時，容易因為吃太鹹或忽略蔬菜量而造成水腫、便祕，使小腹微凸，這時增加蔬菜類攝取可以讓排便順暢。此外，利尿蔬菜如小黃瓜，有助增加水分排出，跟小腹說再見。

3 豆魚蛋肉類

　　豆魚蛋肉類食物富含蛋白質，蛋白質在減脂或增肌期都扮演重要的角色。白質是建造修補組織和肌肉的材料，人體的基礎代謝率和肌肉的組成息息相關，肌肉多基礎代謝率就高，這是增肌與減脂時最樂見的事情。

◆ 動物性蛋白質 vs 植物性蛋白質

　　蛋白質可分為動物性蛋白質與植物性蛋白質。動物性蛋白質通常多為優質蛋白質，富含全部的必需胺基酸，消化吸收率高。植物性蛋白質的必需胺基酸組成比較不完整，可能缺乏離胺酸或甲硫胺酸，但可藉由互補的方式來提高蛋白質的品質，如黃豆加白米飯，這樣搭配就可以攝取到優質的蛋白質。

◆ 蛋白質的攝取原則

　　蛋白質的攝取量通常會依據個人體重與運動量（活動量）來決定。一般成人的蛋白質攝取量建議為「體重（kg）x1.1（g）」，減脂期或減重期則建議提升到「體重（kg）x1.5-2（g）」。此外，蛋白質食物要同步考量脂肪含量，其中高脂蛋白質肉類富含動物性脂肪、飽和脂肪酸，過量食用會增加血脂肪及壞膽固醇的風險。

◆ 紅肉 vs 白肉

　　白肉是優質蛋白質的代表，脂肪通常偏低，主要來源有雞肉、魚肉、鴨肉、鵝肉等。其中魚肉雖然脂肪多，但屬於不飽和脂肪酸，有助於降低肥胖和心血管疾病的風險。紅肉，比如豬肉、牛肉、羊肉，脂肪偏多，其飽和脂肪酸和膽固醇高於白肉，有心血管疾病的人要格外注意，適量攝取。不過，由於紅肉中富含鐵、鋅等礦物質和維生素，且容易被人體吸收利用，完全不吃紅肉也不好。

★ 常見蛋白質食物脂肪含量

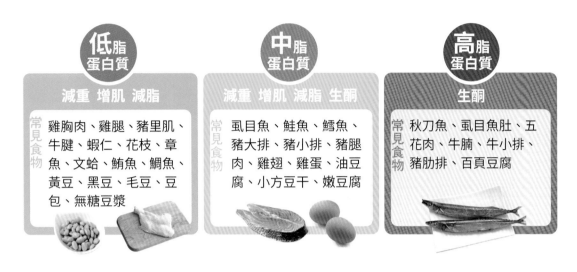

低脂蛋白質	中脂蛋白質	高脂蛋白質
減重 增肌 減脂	減重 增肌 減脂 生酮	生酮
常見食物：雞胸肉、雞腿、豬里肌、牛腱、蝦仁、花枝、章魚、文蛤、鮪魚、鯛魚、黃豆、黑豆、毛豆、豆包、無糖豆漿	常見食物：虱目魚、鮭魚、鱈魚、豬大排、豬小排、豬腿肉、雞翅、雞蛋、油豆腐、小方豆干、嫩豆腐	常見食物：秋刀魚、虱目魚肚、五花肉、牛腩、牛小排、豬肋排、百頁豆腐

◆ 健身與吃肉大有關係？

　　為什麼健身族群更重視肉類的補充呢？這是因為肉類除了蛋白質以外，也富含肌酸、肉鹼及支鏈胺基酸，這些物質都對肌肉發展大有幫助。

肌酸：提升爆發力

　　肉類（牛肉、雞肉等）跟魚類食物中皆含有肌酸。肌肉藉由肌酸的轉換而產生能量，有助提升爆發力與肌力量，增強運動表現。

肉鹼：幫助脂肪代謝

　　內臟（肝、心）、牛肉、羊肉、雞肉、牛奶中含有肉鹼。運動後體內游離脂肪酸會增加，與肉鹼結合、進入細胞內能協助脂肪代謝。

支鏈胺基酸：減緩肌肉分解

　　支鏈胺基酸（BCAA）是蛋白質主要組成成分，占肌肉組織 14-18%，具有刺激肌肉與其他組織蛋白質合成的功能，運動時則可減緩肌肉分解及延長疲勞產生的時間。

營養Tips

你吃的是蛋白質還是油脂？

各種肉類及其各部位的脂肪含量都不同，了解各部位的熱量，更有助於每日總熱量的控制。以下是市面上較常見的豬肉、雞肉、牛肉的部位熱量（每 100 克的熱量）：

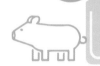

豬肉

後腿肉 **123** 大卡、小里肌 **139** 大卡、豬梅花肉 **207** 大卡、大里肌 **212** 大卡、豬大排 **214** 大卡、豬小排 **287** 大卡

雞肉

雞里肌肉 **109** 大卡、雞胸肉（肉雞）**117** 大卡、棒棒腿 **150** 大卡、雞翅（三節翅）**210** 大卡、雞翅（二節翅）**229** 大卡

牛肉

牛梅花（火鍋肉片）**120** 大卡、牛腱 **139** 大卡、沙朗牛排 **162** 大卡、菲力牛排 **184** 大卡、牛嫩肩里肌（火鍋肉片）**188** 大卡、牛腩 **331** 大卡

※資料參考：衛生福利部食品營養成分資料庫

4 乳品類

　　乳品類包含鮮奶（或牛奶、奶粉等）、起司片、優酪乳、優格等。很多處於減脂期的人，會因為乳製品裡有乳糖及乳油避而遠之，這樣容易錯失有益健康的營養成分，建議適量攝取（成人每日攝取量為 1-1.5 份），才能達到均衡飲食的目標

◆ 補充鈣質的最佳來源

　　乳品類多半富含大量鈣質，以一份牛奶 240ml 為例，就有 240mg 的鈣質，達成人每日鈣需求量（1000 毫克）的 25%。鈣質是骨頭合成不可或缺的元素，也是幫助肌肉收縮的礦物質，能減少抽筋發生的機率。除此之外，牛奶也富含維生素 B 群，是減脂時不可或缺的營養素。

◆ 選擇低脂乳品比較健康？

　　2018 年，衛福部已將國民飲食指南中的「低脂奶類」改成「乳品類」，因為已有研究證實，牛奶中的天然油脂並「不會」增加肥胖及慢性疾病等風險，全脂奶類的營養可能比脫脂或低脂更豐富。無論如何，只要攝取適量，全脂奶類與低脂奶類都是健康無虞的。

◆ 燕麥奶可以取代牛奶嗎？

　　燕麥奶原料來源為燕麥（碳水化合物為主），雖然名稱有「奶」，實際區分上仍屬於全穀雜糧類，燕麥奶 300ml 相當於半碗飯，所以適用於取代醣類的來源。牛奶屬於乳品類，乳品類除了蛋白質外，也是鈣質的主要來源，所以營養價值並無法以燕麥奶取代。

5 水果類

水果富含醣類、水分、膳食纖維及維生素，除此之外，也含有各式各樣的植化素，對人體的生理機能運作扮演重要的角色。每日建議水果份量為 2 至 3 份。

◆ 水果多吃多健康？

多數人會把水果跟健康畫上等號，甚至出現以水果取代正餐的「水果餐減肥法」，雖然水果對身體的好處多，但吃過量還是會造成肥胖或慢性病。尤其是一口氣吃下大量水果或將水果打成果汁來喝，都會導致血糖快速上升，造成脂肪累積。

◆ 吃水果要留意 GI 值

水果含醣量高，攝取時一定要注意 GI 值。高 GI 的水果如西瓜、荔枝、榴槤等，低 GI 則有芭樂、柳橙、蘋果等。減重期間或糖尿病患者建議盡量以低 GI 水果為主，低 GI 值的食物有助於維持血糖穩定，但也不能吃過多，每日 2 至 3 份最適量。

6 油脂與堅果種子類

油脂是體內三大營養素之一，會參與能量代謝、幫助脂溶性維生素 A、D、E、K 的吸收，也跟荷爾蒙有關。油脂參與膽固醇的合成，膽固醇為荷爾蒙的前驅物，在生理機能上扮演重要角色。

◆ 距「油」於千里之外 ≠ 健康！

很多人為了降低熱量而刻意減少油脂攝取（如吃東西前過水），甚至完全謝絕往來，這並非長久之計。吃錯脂肪確實可能造成肥胖、壞的膽固醇升

高、心血管疾病，但長期油脂攝取不足，則會出現停經、內分泌失調、皮膚乾澀等問題。油，並不是壞東西，只要適量攝取、吃對好油，油脂就是好東西。

◆ 飽和脂肪酸 vs 不飽和脂肪酸

飽和脂肪酸大多來自動物性脂肪，如豬油、雞皮、奶油等，是使壞膽固醇（LDL）上升的元凶。一般建議，飽和脂肪不該超過脂肪總攝取量的10%，長期過量攝取會造成膽固醇超標和心血管疾病。不飽和脂肪酸則可分為以下三類：

omega-6

屬於必需脂肪酸，來源有玉米油、大豆沙拉油等，大部分外食的脂肪都屬於這一種。omega-6脂肪酸會引起身體發炎反應，身體長期處於發炎狀態，減重效果會不好，所以外食族要注意。

omega-3

屬於必需脂肪酸，多數人的飲食習慣較難攝取到足夠的 omega-3，其來源包括鮭魚、核桃、杏仁果、奇亞子、亞麻仁等，市售魚油也屬於這類。omega-3 富含 EPA 及 DHA，可以幫助荷爾蒙平衡、增加神經功能穩定性與減少身體發炎反應。

omega-9

屬於單元不飽和脂肪酸，有助於降低壞的膽固醇，來源如橄欖油、苦茶油、酪梨等。特別要注意的是，橄欖油的發煙點低，高溫炒炸會造成油脂不穩定，產生有毒物質，且要使用避光容器盛裝，放在陰涼暗處保存，以避免油脂氧化。

POINT 2

增肌期 vs 減脂期
三大營養素這樣搭

熱量達標，不代表吃得營養，因為你吃的可能只有熱量，沒有營養。要維持健康（包括體力、腦力、反應力等生理機能）的重點是三大營養素有沒有吃夠，有沒有符合身體需求！

認識三大營養素

　　三大營養素是身體每天的熱量來源，包括蛋白質、醣類（碳水化合物）、脂肪，這三種營養素都很重要、都不可或缺，為了健康要避免偏廢或過度攝取。認識三大營養素的重要性，是日常飲食基本功。

◆ 碳水化合物

　　碳水化合物主要來源為澱粉類、水果類食物，用來提供人體肌肉與大腦內細胞的能量，所以份量一定要吃夠。除了從三餐主食（澱粉類）攝取外，也能透過水果或額外點心來補足。碳水化合物吃得太少，身體會開始燃燒脂肪來提供能量，合成機制就會減弱，不利於肌肉生成，因此需要增肌的話不建議減少碳水化合物攝取。反之，太多的碳水化合物會加快身體的合成機制，造成體內脂肪增加。

▶水果中也含有碳水化合物，
　攝取時要留意份量。

32 / CHAPTER 1 【超好學】挑食有理

◆ 蛋白質

　　來源以各種肉、奶、豆、蛋、海鮮類為主。其主要功能是組成肌肉和器官、組織，其中低脂蛋白質或中脂蛋白質對增肌減脂都是不錯的選擇。每個人每日蛋白質建議攝取量會依活動量（如工作、運動量）和身體狀況（如體重、疾病）而定，一般而言，活動量越高、體重越重，蛋白質需求量越高。不過並不是吃得多就會長肌肉，吃太多只會造成熱量過高，甚至可能增加肝臟及腎臟代謝的負擔。

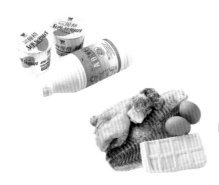

▶肉、魚、豆、蛋及奶類食物或其製品，
都是蛋白質的良好來源。

◆ 脂肪

　　脂肪需要占整天熱量的 30%，幾乎是身體熱量的主要來源。脂肪的主要功能為體內荷爾蒙生成，細胞、皮膚、組織的合成等。由於對脂肪的誤解，很多人把肥胖歸咎於脂肪的攝取，甚至完全不吃，這會造成皮膚狀況不好，甚至讓體內荷爾蒙混亂，進而使身體機能混亂，也大幅降低減脂的成功率。其實，肥胖的真正原因是總熱量過高，應該減少的是炸物、洋芋片、甜點等不健康的油脂，而不是所有油脂都不吃。

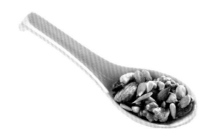

▶堅果中的油脂單元不飽和脂肪酸
含量高，被歸為好油一族。

★ 三大營養素完全解析

營養素	主要功能	主要來源
碳水化合物	· 供給身體所需的能量。 · 節省蛋白質的消耗,讓蛋白質進行最主要的功能。 · 促進生長發育及修補組織。	· 全穀雜糧類: 　米 (糙米、白米、燕米等) 　麥、芋頭、馬鈴薯、地瓜 · 水果
蛋白質	· 建立及修補組織。 · 維持人體生長發育、調節生理機能等。	· 蔬食: 　板豆腐、嫩豆腐、毛豆、 　無糖豆漿、生豆皮 · 葷食: 　海鮮、雞蛋、牛腱、 　雞胸肉、豬小里肌肉
脂肪	· 提供生長及維持皮膚健康所需的必需脂肪酸。 · 促進脂溶性維生素 A、D、E、K 被人體吸收與利用。 · 保持體溫及保護身體內臟器受震盪撞擊的傷害。	· 植物性: 　堅果、橄欖油、 　玄米油、葡萄籽油 · 動物性: 　牛油、豬油、魚肉所含油

※衛生福利部國民健康署每日飲食指南建議三大營養素比例:蛋白質 10-20%、脂肪 20-30%、醣類(碳水化合物)50-60%,另需依個別年齡、性別及活動強度調整。

供應熱量 （每 1 公克）	國健署建議攝取量	注意事項
4 大卡	占總熱量的 50-60%	宜多攝取未精緻加工過的全穀雜糧類，少攝取精緻加工的醣類食物，如麵包、餅乾、蛋糕等。
4 大卡	成人每日攝取量 為每公斤體重 1.1g	蛋白質食物不宜攝取過多，否則會增加肝臟及腎臟代謝的負荷。
9 大卡	不超過當日 總熱量的 30%	不飽和脂肪酸（植物油脂）攝取量宜多於飽和脂肪酸（動物油脂）。

營養Tips

什麼是空熱量（empty calorie）？

空熱量指高熱量、低營養價值的食物，如炸薯條、蜜餞、汽水、洋芋片、糖果、酒、冰淇淋等。營養價值除了三大營養素，還有維生素、礦物質或纖維。空熱量食物通常脂肪或碳水化合物會偏高，長期食用或過量容易造成肥胖，也可能因沒有攝取足夠營養而營養不良。

掌握比例，助減重一臂之力

　　三大營養素每一種都很重要，但不代表可以不忌口、瘋狂攝取，畢竟超過身體需求的，都會使熱量超標，轉變成脂肪堆積。掌握好攝取配比，才能幫你達成目標。

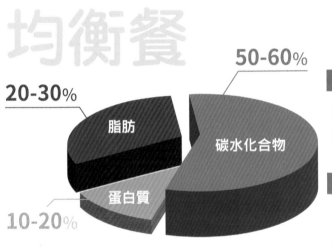

均衡餐

20-30% 脂肪

50-60% 碳水化合物

10-20% 蛋白質

適用對象

主要目標在維持標準體重，無增肌或減脂等需求。

執行時間

以長期維持、養成習慣為主。

餐食特色

· 三餐正常飲食，避開高油垃圾食物（如洋芋片、炸物）或精緻糖過多的食品。
· 均衡飲食的前提下，碳水化合物比例相對提高，更要注意攝取來源，以全穀類、根莖類為主。

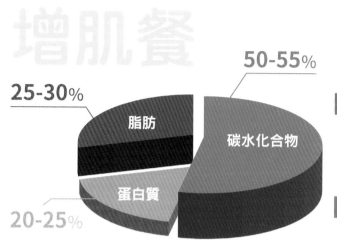

增肌餐

50-55% 碳水化合物
25-30% 脂肪
20-25% 蛋白質

適用對象

想要鍛練體魄、增加肌力、改變身體線條者。

執行時間

以長期維持、養成習慣為主。

餐食特色

· 一日三餐之外,建議增加 1-2 次的點心,把總熱量和蛋白質的攝取提高。

· 增肌餐需提高熱量(300-500 大卡／日),但仍要避免油炸物或精緻加工食品,防止多出來的熱量合成脂肪。

· 建議增肌階段要搭配運動訓練(如重量訓練),有助肌肉順利生長。

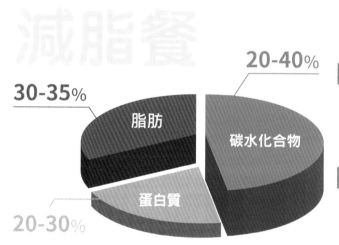

減脂餐

20-40% 碳水化合物
30-35% 脂肪
20-30% 蛋白質

適用對象

想要降低體重和減少體脂肪的人。

執行時間

因攝取熱量低,長期易導致基礎代謝率變差,故建議以 3-4 個月為一周期。

餐食特色

· 減少熱量以 TDEE 的 10-20% 為限。降低碳水化合物攝取量,以蛋白質和脂肪來維持熱量。

· 補充足夠的蛋白質,才不會在減脂過程中流失過多肌肉。

· 調降熱量和碳水化合物容易飢餓,建議多補充蔬菜和蛋白質。

POINT 3

把握 8 原則，
就能越吃越瘦！

吃太多會變胖，吃太少也可能瘦不了！唯有掌握正確飲食原則，才能避免熱量超標、營養過剩，讓增肌、減脂更有效率，還有機會突破停滯期，朝目標邁進。

1 多原型食物，少加工食品

「原型食物」指未經額外加工且不含額外添加物，一眼就能看出「真面目」的食物，例如雞肉、豬肉、鮭魚、青菜等各類植物性或動物性食物。非原型食物指加工過的食品，這類食品若沒有看營養標示說明，通常很難看出來「用什麼做的」，例如貢丸、香腸、水餃等。此外，加工過程多會添加大量的油脂、糖分或黏著劑等添加物，鈉含量也多半過高，以致成天努力控制熱量，卻因為身體產生的發炎反應，體重控制效果越來越差。

2 即使是超級食物，也不能一直吃

能被稱為「超級食物」多半具有很高的營養價值，對身體健康有所助益，但這並不代表吃越多越好，再好的東西，過量攝取都會有礙健康。例如，認為重複食用低脂的雞胸肉、低 GI 值的地瓜、富含纖維的蔬菜、優質油脂來源的堅果等，就是最好的飲食方法，卻忘記微量營養素的重要性。雖然人體對微量營養素的需求比不上三大營養素，但要維持生理機能依然不可或缺，像是脂溶性維生素、水溶性維生素、礦物質等，都必須從多元食物中取得。

3 定時定量，避免暴飲暴食

　　規律的用餐習慣可以避免在正餐以外吃下過多的零食或甜點、飲料。例如，早上吃過早餐後，直到太陽下山才吃第二餐，整天下來熱量攝取不足，要不是餐與餐之間狂吃零食，就是睡前肚子很餓大嗑消夜，最可怕的是出外覓食，因為這時有營業的店家食物大多不是很健康（如鹽酥雞、燒餅油條等）。進食的時間點很容易影響到食物選擇，建議大家找出屬於自己的飲食模式，並好好規劃三餐該吃什麼，才不會吃進「意料之外」的熱量。

4 調整進食順序，防止胃口大開

　　本來食量就大或難以控制口腹之欲的人，可以藉由調整進食順序，技巧性地騙過大腦（讓大腦知道已經吃飽了），進而減少熱量的攝取：

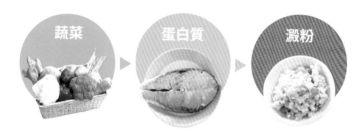

蔬菜　→　蛋白質　→　澱粉

　　蔬菜熱量最低，先吃有助增加飽足感。蛋白質食物需要充分咀嚼，容易產生吃飽的錯覺。最容易多吃的澱粉類則放在最後，因為前面有蔬菜墊胃、又有「咀嚼」的儀式感，自然而然就不會吃過量了。

5 當地當季、植物動物多樣搭配

　　當地、當季的食材不僅新鮮，且營養價值高，價格相對便宜，最重要的是取得方便，不論傳統市場、超市都買得到。多數人在飲食控制階段，會刻意選擇特定食物（如花椰菜、雞胸肉、地瓜、香蕉、乳清、豬里肌、橄欖油等），來達到低脂肪、高蛋白的需求，但這樣容易造成某些微量元素攝取缺乏，如鐵、鈣、omega-3 脂肪酸、鎂等。從五顏六色的蔬果和多樣的根莖類、魚類、動植物性食物中，才能獲得均衡的營養，也是維持健康的長久之計。

6 低溫少油取代高溫多油

以「低溫少油」的方式，取代「高溫多油」的烹調。選擇或使用蒸、炒、烤、煎、水煮、舒肥等，料理過程溫度不會過高，可以保存營養素和防止食材變質。炸、勾芡、紅燒、燴等料理，不僅油脂含量高，也很常需要用到麵粉或太白粉，導致增加額外的熱量；滷和紅燒則要當心鈉含量過高。

好的食材用錯方式料理，營養價值差異很大，以下表格就能一見高下：

	料理方式	碳水化合物	蛋白質	脂肪	熱量
蒸馬鈴薯	電鍋蒸煮	31.6g	5.2g	0.4g	約 150.8 大卡
薯泥沙拉	蒸馬鈴薯泥拌沙拉醬	32.9g	5.3g	6.9g	約 214.9 大卡
炸薯條	馬鈴薯切條狀油炸	31.6g	5.2g	14.4g	約 276.8 大卡

(份量基準皆為 200g)

7 選用不同發煙點的油品

在烹調用油的使用上，除了要注意脂肪種類，也要同步留意發煙點高低。盡量以能攝取 omega-3 和 omega-9 脂肪酸為主，避免 omega-6、飽和脂肪酸和反式脂肪酸。含有 omega-3 和 omega-9 脂肪酸的油脂包括橄欖油、酪梨油、亞麻仁油、堅果類食物。

烹調用油要注意發煙點，當油加熱臨界發煙點時，不僅油品會氧化變質，也可能會揮發致癌的化學物質到空氣中。低發煙點的油品適合涼拌或水炒，高發煙點的油品則適合用在煎、炒或油炸。

★ 常見食用油發煙點

	油品	發煙點	適合烹調
低溫油	亞麻仁油	107°C	涼拌、水炒
中溫用油	大豆油	165°C	涼拌、水炒、中火炒菜、較低溫煎煮
	芝麻油（未經精煉）	177°C	
	初榨橄欖油	199°C	
	橄欖油	230°C	
	葡萄籽油	216°C	
高溫用油	花生油（精煉）	232°C	涼拌、煎、煮、炒、炸
	椰子油（精煉）	232°C	
	苦茶油（半精煉）	252°C	
	玄米油	250°C	
	酪梨油	271°C	

8 天然辛香料，調味少負擔

　　市售調味料尤其要注意鈉含量和精緻糖的攝取。由於外食族很容易攝取超標的精緻糖和鈉，所以千萬不要「三餐老是在外」。自行烹調時，只要能符合上述 7 原則，就差不多避掉了高糖、高鹽、高油，但還要留意調味品的高鈉問題，雖然鹽、醬油、鮮味粉等幾乎沒有熱量，但無止盡添加會吃進過多的鈉。與其照著食譜去添加，不如在烹調過程中邊試味道邊加。重口味者則建議多用辛香料來代替鹽和糖，如胡椒、薑黃、辣椒、九層塔、蒜頭等都是不錯的選擇。

超好懂

A 你的 Q

解答你的食用疑問
釐清瘦不了的減重迷思

- 誰要先增肌？誰又要先減脂？
- 飲料點「無糖」就不怕胖？
- 不吃東西就能成功瘦下來？
- 如何應用「熱量赤字」無痛減肥？
- 別人在用的減肥法，適合我嗎？...

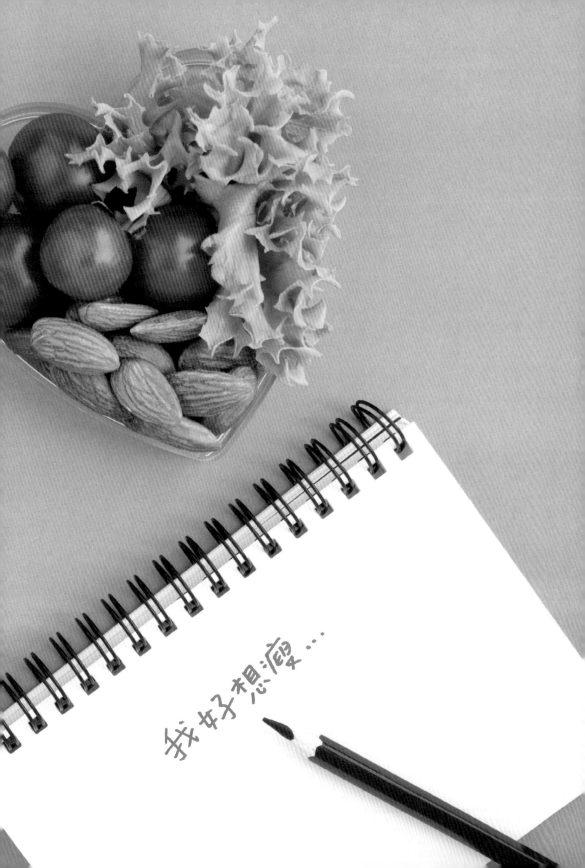

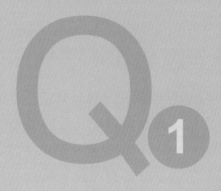

現階段的你，
需要增肌或減脂？

Answer

體脂率超出標準值建議先減脂，

低於標準值的話，則可以增肌為優先。

根據衛福部國健署參考數據，

男性體脂率超過 25 、

女生體脂率超過 30 ，

屬於體脂率超標的「肥胖」體位。

增肌，指的是「增加肌肉」的體內占比，當體內的肌肉量增加，即使身高體重一樣，仍會因為變得結實而看起來比較瘦。減脂，則是指「減少脂肪」，即降低脂肪的體內占比，一般減脂減的主要是皮下脂肪，當皮膚下的脂肪變少，視覺上就會比較瘦。

體脂率 性別	標準值		肥胖
	< 30 歲	> 30 歲	
男性	14-20%	17-23%	> 25%
女性	17-24%	20-27%	> 30%

若沒有專業人士在旁指導，要同步達成增肌與減脂是很困難的，多半會建議優先進行某一項。一個人當階段需要的是「增肌」或「減脂」，可從以下項目去判斷：

■ 需要減脂

當體脂率超過標準值，尤其是男性超過 25%、女性超過 30%時，請務必以減脂為優先。

■ 需要增肌

體脂率低於標準值。增肌最明顯的感受為強化體能與增加運動表現，肌肉也有保護骨骼和韌帶的功能。

■ 擇一進行

體重及體脂率皆在標準值內的人，要增肌或要減脂取決於自己的目標和需求，如期待增加運動表現（增肌）、穿衣服更好看（增肌為主）、降低或改善慢性病（視疾病而定）等。

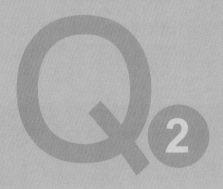

Q2

增肌和減脂
可以同步進行嗎？

Answer

增肌屬於合成作用，
減脂屬於分解作用，
就正常情況來說，
這兩種作用很難同時在體內發生，
所以要同步達到增肌和減脂，
幾乎是不可能的事！

體內的肌肉、細胞和骨骼都有合成作用和分解作用。合成作用指從小分子合成為大分子的過程，包含增加肌肉、增加脂肪、增加骨骼密度等。分解作用指由大分子分解為小分子的過程，包括肌肉減少、脂肪減少、骨密度減少等。

在正常情況下，分解作用和合成作用很難同時在體內進行，也就是説，減脂和增肌很難同時發生。但以下幾個例外情形，有機會突破限制：

■ 專業運動員

因為專業運動員長期接受嚴格訓練和進行科學化飲食，甚至有專業人士從旁輔助，跟一般人相比，有可能達成同時增肌與減脂的成果。

■ 新手蜜月期

剛開始進行減脂或接受重量訓練的人，都會有所謂的新手蜜月期，由於跟以往相比運動量「暴增」，有機會透過一系列刺激，讓增肌和減脂都有效果。

■ 過度肥胖的人

體脂超標較為嚴重的族群，一旦開始接受重量訓練，身體機制會把過多的脂肪當作能量來利用，所以可以一邊燃燒脂肪、一邊增加肌肉。

不過，若非以上特殊情況，建議還是不要貪心，增肌和減脂分階段來進行，如第一段所述，增肌是合成作用，減脂是分解作用，分開實施，集中火力，效果會比較好。

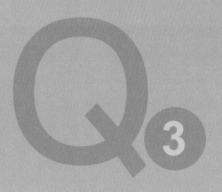

想要增肌或減重，
看總熱量還是營養素？

Answer

增肌把握三原則：
攝取總熱量要超出 TDEE、
飲食要留意營養素比例、
搭配運動刺激更是不能少！
減重不只要製造熱量赤字，
三大營養素攝取比例也很重要。

如何才能增肌呢？要達成增肌效果，首先要把握以下三個大原則，這些是增肌必須做到的：

■ 增加攝取總熱量（TDEE）

計算出基礎代謝率後，還需計算 TDEE。TDEE 指人在一天內的需求熱量，可能會因職業、勞動度、運動量而有所差異。想增肌的話，建議 TDEE 要增加 10-25%。

■ 營養素比例配置調整

增肌階段的三大營養素建議為碳水化合物 55-60%（要避免精緻澱粉）、蛋白質 20-25%（避免過度烹調的料理）、脂肪 25-30%（選擇堅果、橄欖油等優質來源）。

■ 提升運動量

增加肌肉無法完全靠吃去達成，需要透過運動的刺激，肌肉才會越來越有力，若運動量不足，甚至完全沒運動，則很難達成增肌效果。

要如何才能減重呢？不僅需要製造熱量赤字，正確配置三大營養素也非常重要。例如，想加快減脂速度的人，建議採用「低碳飲食」並提升蛋白質攝取比例，這樣能保持肌肉量，有助身體燃燒更多熱量。

★ 不同時期的三大營養素建議占比

	碳水化合物	蛋白質	脂肪
增肌	50-55%	20-25%	25-30%
均衡	50-60%	10-20%	20-30%
控醣	20-40%	20-30%	30-35%
低醣	10-20%	35-45%	35-45%

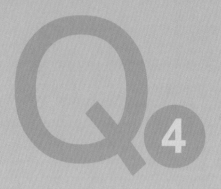

Q4

蛋白質很重要嗎？
每日攝取多少才足夠？

Answer

蛋白質的每日攝取量因人而異，
除了要看體重和運動量相關，
也得評估年齡、性別、身體狀況。
蛋白質建議要盡量從天然食物攝取，
這不只是增肌減脂階段都需要的，
同時是構成組織、肌肉、臟器的營養素。

蛋白質是構成身體組織、肌肉與臟器非常重要的營養素之一，對需要增肌和減脂的人更是不可或缺。蛋白質除了帶給我們能量，也幫助修補運動後肌肉的損耗。由於蛋白質能帶來飽足感，有助於避免攝入多餘熱量。

那麼，到底人一天需要多少蛋白質呢？蛋白質的基本需求量因人而異，主要參考依據與年齡、性別、身體狀況、運動量（活動量）、體重等，關係較為密切。個人所需蛋白質的量（g）以體重之倍數與運動量來評估，是相對容易計算的方式：

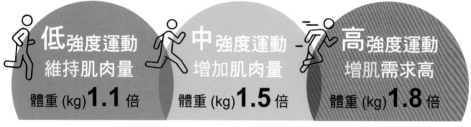

低強度運動	中強度運動	高強度運動
維持肌肉量	增加肌肉量	增肌需求高
體重 (kg) **1.1** 倍	體重 (kg) **1.5** 倍	體重 (kg) **1.8** 倍
例：沒有運動習慣或一周不超過 3 次輕微運動	例：一周進行 3–4 次有氧運動或重量訓練族群	例：一周 5 次以上的有氧運動或重量訓練族群

至於需不需要在飲食之外，補充乳清蛋白粉（或飲品），要計算自己一天所需蛋白質是否足夠，若僅透過三餐很難達到目標，可以考慮以乳清蛋白補充。不過，補足蛋白質有很多方式，稍微改變飲食模式，就有機會從食物中吃到更多蛋白質，如白米飯改為黑豆飯或黃豆飯，在濃湯、粥類或飲品中加入黃豆粉，選擇無糖濃豆漿等。

最後需要特別提醒的是，若身體有特殊狀況，如腎臟功能異常者，對於蛋白質的攝取量要格外謹慎，尤其使用補充品時，需經過專業營養師與醫師評估。

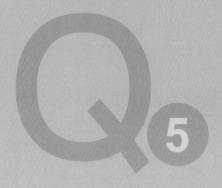

Q5

想減脂就不能吃飯？
澱粉這麼可怕嗎？

Answer

減脂階段是可以吃白飯的，
重點在「份量」與「種類」。
白米、白麵、白吐司等精緻澱粉，
可能讓人越吃越餓、攝取超標，
糙米、燕麥、地瓜等非精緻澱粉，
不僅有飽足感，膳食纖維也多。

■ 含「醣」食物不只米飯

醣類，就是碳水化合物。由於「減醣飲食」、「控醣飲食」當道，很多文章與名人經驗不僅把「白飯」妖魔化，碳水化合物也成了萬惡之首，導致許多人本末倒置，禁止吃白飯，卻零食、甜點、飲料不忌口。

■ 碳水化合物攸關大腦運作

碳水化合物是大腦的能量來源，當碳水化合物攝取不足，腦部能量就會不足，神經運作就會開始變慢，甚至影響到情緒及睡眠。另外，對壓力的耐受度也會減弱，以上種種原因都可能造成暴飲暴食。

■ 白飯不可怕，可怕的是吃太多

其實，大家不用害怕白飯，最重要的是「份量」。若一碗白飯以 160g 計算，約等於 4 份碳水化合物，在減脂期每餐建議減量至 1/2 到 2/3 碗，再搭配足夠蛋白質（至少 1 手掌大）、蔬菜就很有飽足感了。

■ 非精緻澱粉是抑制食欲幫手

除此之外，非精緻澱粉的份量應該要占全天醣類攝取量的 2/3，建議以有飽足感的非精緻澱粉為主，如糙米、燕麥、地瓜、馬鈴薯、南瓜等，這樣一來，不但不會攝取太多澱粉，也能攝取足量膳食纖維，抑制口腹之欲。

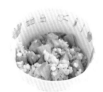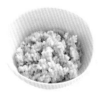

▶比起精緻白米飯，選擇五穀飯、糙米飯、蒸地瓜等優質澱粉類主食，不但高膳食纖維，還能防止進食後血糖迅速飆高。

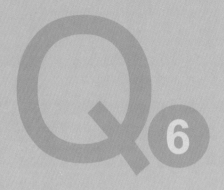

Q6

我飲料都點無糖，
怎麼還是越喝越胖？

Answer

以為喝無糖飲料就不會胖？
當然 ... 是不可能的事！
無糖飲料還是會讓人變胖的，
因為裡面不只有隱藏糖分，
還可能有看不見的澱粉，
這都是導致熱量暴增的凶手！

臺灣手搖飲料店非常多，大部分的人都無法脫離手搖飲料的魔爪，有些人即使在減肥，還是抵抗不了誘惑，就改喝「無糖」，以為這樣不會胖，偏偏事與願違，還是瘦不下來。最重要因素有三個：

■ 沒有計算一整天的總熱量

整天攝入的總熱量若超過身體所需熱量，不僅體重減不下來，還可能會發胖。飲食是彈性的，無飲料不歡的人，可以調整一天熱量分配，額度留些許給飲料，並盡量選擇無糖或低糖，兼顧控制熱量與味蕾滿足。

■ 吃下過多隱藏的糖

舉例來說，無糖的水果茶還是可能隱藏高熱量，因為店家在製作水果醬（蜜）、果乾的時候，通常會使用大量的糖，以致調製飲料時雖然是無糖（沒有額外加糖），仍然會把糖分喝下肚。

■ 有很多隱藏的澱粉

飲料裡含有珍珠、椰果、芋圓等，這類 QQ 的配料為了入味，熬煮時會加入大量糖分，加上為澱粉製品，通常喝一杯就超過一個便當的熱量，其熱量多來自配料，有時候，珍珠一顆可能就高達 5 大卡，不可不慎。

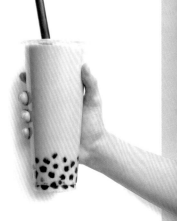

▶熱量爆表的「珍珠」，很可能是瘦不下來的原因之一。

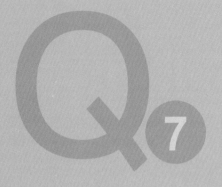

Q7

正餐沒胃口、
不想吃東西怎麼辦？

Answer

先檢視胃口不佳可能原因，
若是飲食配置不當的話，
如零食吃太多、前一餐吃太撐等，
可透過調整飲食模式來改善。
情緒問題或心理因素造成，
則建議尋求專業人士的協助。

零食吃太多、前一餐吃太撐、飲料點心來者不拒等生理上、暫時性的「胃口變小」，調整飲食模式，建立正確觀念（正餐七分飽、少吃零食等），就能明顯改善胃口差。相對棘手的是心理上的影響，像是對自己外表感到沒自信，進而對食物產生恐懼等，就要盡早尋求專業協助，避免厭食症（Anorexia）發生。

厭食症大多好發於年輕女性，因對外表不滿意而刻意讓自己長期處於病態飢餓的狀態，並可能伴隨焦慮、憂鬱等心理問題。就營養角度而言，厭食症造成的營養不良會對身體機能運作產生負面影響，甚至因為不堪負荷而走向死亡。在減重（減肥）的路上，透過以下辦法可以降低罹患厭食症的機率：

■ 正確減重觀念，降低心理負擔

千萬不要一看到什麼就相信。值得信賴的專業人士或背景，能協助建立基礎營養知識，對食物了解則能掌握飲食大原則，消除對熱量攝取的懼怕。

■ 選擇天然、能製造「快樂」的食物

大腦帶來的任何感覺，都需要信息傳遞的媒介，像是維生素 B 群、維生素 D、鈣、鎂等。瘦肉、海鮮、牛奶、蛋、豆腐、深色蔬菜、香蕉等，則能平穩情緒、抗憂鬱。

■ 踏出家門晒太陽、適度做運動

晒太陽會讓大腦產生血清素（Serotonin），血清素被稱為「快樂」激素，有助對抗低落情緒。運動有助腦內啡的分泌，能讓精神變好、心情愉快。

■ 變換烹調方式，吃點酸味食物

酸味可以刺激食欲，飯前喝些天然檸檬汁或無糖優酪乳，可以增進胃口。另外，時常變換烹調方式與食材，充分利用天然香料來調味，如蔥、薑、蒜、香草等。

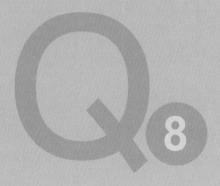

我知道要飲食控制！
但就是吃不飽怎麼辦？

Answer

覺得吃不飽、一直想進食，
除了是過去養大的胃口之外，
也可能吃進的東西沒飽足感，
建議回頭檢視營養素有無達標，
每餐攝取足夠優質蛋白質、
高纖維飲食，有助延長飽足感。
（才不會正餐沒過多久就肚子餓）

每個人執行減重的方法不同，大多數人都曾經使用過「飢餓減肥法」，覺得肚子咕嚕咕嚕叫，就是在變瘦中，餓到基礎代謝率下降（身體消耗熱量能力變差），或長時間節食的壓力而罹患暴食症。

暴食症（Bulimia Nervosa）指的是生理與心理承受長時間節食後，轉變為大量、報復式的激烈進食，而後又因為後悔莫及，採取其他補償行為，如催吐、禁食或絕食等。好發於女性族群，尤其是年輕或成年女性。

暴飲暴食的行為，通常不是真的想吃或需要吃，而是心理壓力導致把「吃」做為紓壓的方式。要是發現有「靠吃紓壓」的情形，建議透過以下方法改善：

■ 正餐吃好吃滿

每天都要吃到 3 個正餐，不要因為不餓就不吃（可以減少份量），正餐以外的時間想吃東西，就想辦法轉移目標，如運動、打掃等。嘗試安排一周三餐飲食，先規定好要吃什麼，避免看到什麼就吃。

■ 做飲食紀錄

把自己吃過的東西記錄下來，每天晚上檢視整天的飲食，並在發現不當時及時做調整。只要想著過去就讓它過去，錯誤的隔天改進，心理負擔就不會太大。與營養師討論也是很好的方式，有助於找到最適合的飲食建議。

■ 學習基礎營養知識

其目的是把心態調整成「健康」的模式，這樣要進行體重控制時，就能連飲食與生活習慣一併調整，即使某一餐或某一天稍微「放縱」一下，也不容易因為罪惡感而出現反效果。長期下來，減重就可見效果。

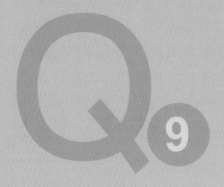

Q9

如何吃少又吃飽，
吃飽又不會爆卡？

Answer

三分運動、七分吃，
飲食是減重能否成功關鍵，
熱量赤字則是減脂基礎，
要吃得少又要吃得飽，
就要選擇原型食物，
避免沒營養的空熱量食物。

■ 盡量吃原型食物

原型食物指食物處於最原始型態（如水煮蛋、煎牛肉、板豆腐、堅果等），由於沒有經過多餘加工、額外調味料及添加物（如水餃、甜不辣、豬血糕等），容易達到熱量赤字又有飽足感。以 400 卡為例，可以是兩三口就吃完的小蛋糕，也可以是手掌大雞胸肉、半碗糙米飯與一盤炒青菜——這就是精緻食物和原型食物的差別。

■ 避免空熱量食物

空熱量食物通常具有好吃、順口、讓人越吃越多的特性，所以常常一不小心就吃到熱量超標。尤其以精緻糖及油脂為主的食物，如蛋糕、麵包、甜甜圈、冰淇淋、蛋塔、洋芋片等，這類食物內的營養素微乎其微，但熱量卻高得嚇人，而且讓人一口接著一口，甚至上癮，所以這類食物能減少就減少，能戒掉當然最好。

■ 選擇零卡點心做輔助

如零卡可樂、零卡果凍、代糖口香糖、蒟蒻、氣泡水等。在熱量減低的時候，時不時就會有嘴饞的感覺（不吃點東西好像過不去），這時，可以藉由一些代糖或無糖的產品來輔助自己維持熱量赤字，也同步提升飽足感。不過，這些零食只是權宜之計，過度依賴代糖食品，也可能對糖味上癮。

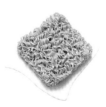

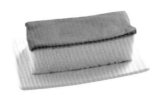

▶空熱量的食物幾乎沒有營養，卻有高到嚇人的熱量。

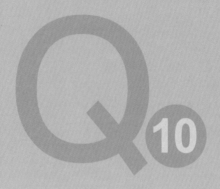

Q10

少量多餐或三餐定時？
進食要照順序來嗎？

Answer

這兩題的答案都是「不一定」！
因為不只與飲食習慣有關，
也要考量生活型態與工作模式。
如果已經知道該吃多少份量，
又多選擇少添加的原型食物，
進食順序就不用特別要求了。

減肥不一定要少量多餐或三餐定時，可以依每個人的飲食習慣、生活型態、工作模式等選擇，最主要的關鍵還是要把熱量吃正確，整天總熱量和營養素達到標準即可。

■ 適合少量多餐的人

有些人因為工作關係，沒辦法準時吃三餐，便可採用少量多餐的方式。少量多餐也適合消化系統較差的人，分餐進食易於消化吸收。健美選手由於大量攝取蛋白質，分餐吃對於蛋白質吸收率及消化率較佳。

■ 適合三餐定時的人

三餐指的是早餐、中餐、晚餐。三餐定時適合需要利用飲食來製造「規律」的人，這同時可以避免一直想吃東西，而吃下過多熱量。上班時間固定的上班族，沒辦法一直安排進食，也適合這種方式。

近期有人提出「進食順序」的重要性，建議先吃菜，再吃肉，最後才是飯（澱粉），就可以達到減重效果，這和以前一口飯、一口肉的習慣相差甚遠，確實有很多人來詢問：一定要按照這個順序才會瘦嗎？

先吃菜（膳食纖維）跟肉類（蛋白質）可避免血糖過度波動，有助增加飽足感，防止吃下過量的食物。很適合用在需要「減少進食份量」的階段，效果通常非常好。但如果吃的份量一樣多，而且來什麼吃什麼或專挑炸物這種不健康的東西，即使照順序，仍然會造成血糖波動。

已經知道自己該吃多少份量，食物也都挑選非精緻澱粉和原型食物的人，就是在幫助血糖穩定，在製造熱量赤字的大原則下，體重持續下降是必然的，就不需刻意要求吃飯順序了。

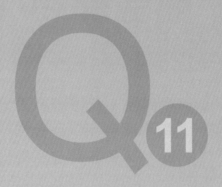

Q11

防彈咖啡是什麼？
聽說喝了就能變瘦？

Answer

防彈咖啡屬於高脂肪飲品，
通常搭配生酮飲食使用，
因「生酮」需要極高比例的脂肪，
防彈咖啡可簡單補足脂肪量。
維持一般飲食習慣的人喝，
恐因攝入脂肪超標變更胖。

常常被提到的「防彈咖啡」，是由「黑咖啡＋無鹽奶油＋椰子油」所混合而成，屬於高脂食物，多半會搭配生酮飲食。生酮飲食需藉由極高脂肪、充足蛋白質、極低碳水化合物來產生酮體，並不適合所有人做，有禁忌症卻執行反而危害健康。

進行生酮飲食前，務必諮詢專業人員意見，因為生酮飲食屬於相對極端的飲食方式，不僅不能長期實施，也不見得適合每個人的狀況。唯有了解自己的生理狀況（包括疾病、心血管健康程度等），才不會適得其反。

因生酮飲食盛行而紅起來的防彈咖啡，多數人都存在錯誤迷思，必須先釐清、建立對的觀念，才能在瘦下來之餘，不影響健康：

■ 光靠防彈咖啡就能瘦身成功？

大錯特錯！防彈咖啡只是達到減重效果的一種輔助，多搭配生酮飲食使用。防彈咖啡喝下肚，只是提高油脂的攝取量，和食用橄欖油、堅果等食物是一樣的。

■ 一天一杯防彈咖啡，體脂就能變不見？

若每天吃外食、營養過剩，營養素攝取比例一塌糊塗，看到廣告宣傳就去買防彈咖啡來喝，最終結果只是攝取更多脂肪，儲存在肚子裡，不可能變不見！

■ 搭配防彈咖啡減重，要循序漸進

如果真的想嘗試生酮飲食，除了徹底確認身體健康狀況可行外，建議要從減碳、低碳飲食開始，慢慢地再進展到極低碳飲食、生酮飲食，此階段再搭配防彈咖啡即可。

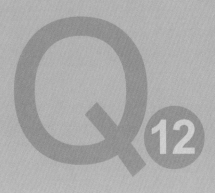

Q12

運動前後要吃東西嗎？
吃什麼最適合？

Answer

若運動會持續 1-1.5 小時，
運動前可補充一份碳水化合物。
時間若超過 2 小時，
碳水化合物和蛋白質都要。
至於運動結束之後，
碳水化合物和蛋白質都要補充。

運動是增肌減脂不可或缺的輔助，要維持健康、肌肉量也需要養成運動習慣。運動前、中、後，究竟如何進食才不會運動期間不舒服或吃太多功虧一簣，是很多人關心的問題，以下簡單說明。

■ 運動前

運動前吃的東西，與運動時間長短關係密切。若運動時間為 1-1.5 小時，建議至少補充一份碳水化合物（如地瓜 55g、馬鈴薯 90g、燕麥 20g、水果一拳頭等）。若超過 2 小時，則碳水化合物和蛋白質都要適量補充（如燕麥奶 300ml 加 1 顆雞蛋或乳清一份）。此外，要留時間讓食物消化。

■ 運動中

運動期間仍以水分與電解質的補充為主，但如果期間發生力量減弱、肚子餓或低血糖（暈眩）等狀況，可以少量補充一些吸收快速、好消化的食物，主要目的是快速提升體內血糖，如燕麥奶（飲）、香蕉、牛奶等。

■ 運動後

運動後會消耗大量肝醣，需要透過碳水化合物補充，水果、根莖類都是很好的來源。損壞的肌纖維則靠更多蛋白質來修補，超商豆漿、茶葉蛋、水煮蛋、雞胸肉或乳清蛋白都是方便快速的來源。碳水化合物和蛋白質比例約 3：1 至 4：1（如雞肉御飯糰加 1 顆蛋、燕麥奶 300ml 加 1 顆蛋），直接吃正餐也可以。

最後要提醒的是，運動前中後吃的食物，都是要「包含」在一整天的熱量攝取裡，不是有運動，就可以吃得比較多喔，不然容易吃進過多的熱量。要記住，減脂最重要的還是熱量赤字。

Q13

我很認真運動了，
為什麼肚子還是很大？

Answer

腹部肥胖可能原因很多，
所以不是一個方法就能解決。
運動減不掉的腹部贅肉，
還是要回頭檢視吃的東西，
精緻糖類與酒精攝取過多，
高油高脂的烹調等都是幫凶。

腹部肥胖是身體健康的警訊，這表示代謝功能可能出亂子了，後續可能增加糖尿病、高脂血症等慢性疾病風險。成年男性腰圍建議應小於 90 公分，女性建議小於 80 公分，超出這個範圍都要小心疾病找上門。

造成腹部脂肪囤積的原因有很多，運動依然減不掉的肉，仍然要回歸飲食，從吃的方面下手，調整飲食，告別小腹婆跟大腹翁人生。

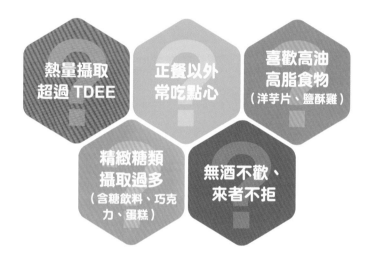

精緻化飲食型態、琳瑯滿目的甜點、人手一杯的手搖飲料、下班解悶的黃湯等，是腹部肥胖的最大元凶。當然，任何營養素吃過多，超過身體需求量，都會轉換成脂肪存在身體裡，好比覺得雞胸肉很健康、有滿滿蛋白質就狂吃，以致過量攝取，對身體產生負擔。

明明運動很勤，肚子卻始終不見平嗎？建議從這些額外的食物開始減少吧！增加新鮮食材的攝取、選擇原型食物來吃，最好做飲食紀錄，檢視自己吃下的東西，吃完飯也不要急著坐下，步行個 10 分鐘，幫助消化。

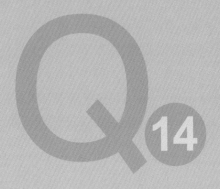

Q14

我沒有時間下廚，
外食能搭配減脂餐嗎？

Answer

便利商店的食物，
不僅方便好取得，
營養成分都標示很清楚，
只要把握大原則
高蛋白質、低油、低醣，
減脂成功還是很便利！

生活忙碌的族群，一聽到要下廚備餐，可能直接打退堂鼓了。其實，外食好好挑，減脂減重效果也不差。對減脂新手來說，我尤其推薦便利商店外食法。

便利商店到處都有，又 24 小時營業不打烊，加上食物的營養素、熱量都標示得很清楚，一目了然，不需要刻意查詢或秤重，真的是非常「便利」。

選購食物時，只要記得大原則 —— 高蛋白質（25-30g ／餐）、低油脂（20g以下／餐）、低醣（40-50g ／餐），減脂成功並非難事。建議參考以下挑選與搭配方式，就能吃得飽又吃得健康：

1 挑選蛋白質食物

如雞胸肉、串燒雞腿肉和茶碗蒸。肉類盡量挑原態的肉、避免攝取過多油脂，如裹粉炸過的雞球就不適合。

2 尋找適合的醣類

地瓜、玉米或含膳食纖維的米飯，如紫米飯、藜麥飯等。若是盒飯、便當類等，則要將所附蛋白質計入當餐攝取量。

3 補充膳食纖維

便利商店的沙拉是最佳補充方式，但醬料建議選擇低熱量的「和風醬」，要注意的是，醬料的鈉含量偏高，吃完記得多喝水。

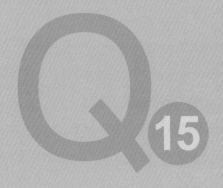

Q15

我有運動習慣，
可以多吃一點嗎？

Answer

運動確實會提升熱量消耗，
但不代表可以不忌口、大吃，
仍須顧及當日所需來攝取，
否則運動變得白忙一場了。
依熱量平衡理論而言，
可以多吃，但以 300 大卡為限。

依照熱量平衡理論（吃進去的熱量等於消耗的熱量），有運動確實可以攝取多一點點熱量，這是因為平常有運動習慣的人，在相同的身高、體重、活動量（職業）的基礎下，每日的熱量消耗會比沒有運動習慣的人多，所以多吃一些是沒有問題的。不過，絕對不是有運動就可以肆無忌憚的吃高熱量食物。

額外增加（多吃）的熱量，每日不要超過 300 大卡。除了要小心超標太多，還要留意所選食物的「營養價值」，富含蛋白質與膳食纖維的食物，能在低熱量供應的情況下提升飽足感，澱粉類則要避免精緻澱粉，以全穀根莖類為主。無論如何，都要選擇天然原態的食物。

★ 超商 300 大卡飽足感搭配

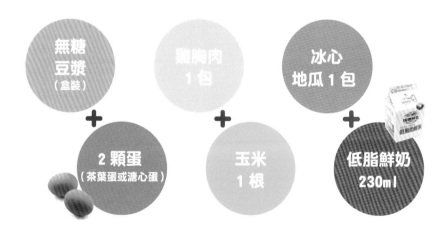

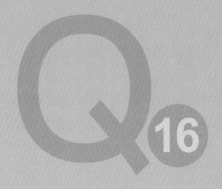

Q16

可以吃「代餐」嗎？
減肥效果好不好？

Answer

吃代餐來減重確實有效果，
但停止食用後，復胖機率也高，
只能當成短期的輔助方法。
使用代餐務必遵循的原則是：
一天只取代一餐（正餐），
其他正餐仍須維持均衡飲食。

■ 代餐有營養嗎？

　　符合標準的代餐產品必須包含一餐所需的各種營養素，才能取代原有的正餐。所以代餐不僅要有三大營養素 —— 碳水化合物、蛋白質、脂肪，也包含人體所需維生素、礦物質與膳食纖維。

■ 代餐有熱量嗎？

　　以營養均衡角度來看，使用代餐是沒有問題的，由於攝取熱量低（代餐每餐須小於 400 大卡才符合標準）又有飽足感，加上身體所需營養素充足，很多醫院減重中心也會以代餐來輔助病人減重。

■ 代餐可以取代幾餐？

　　代餐減重的原理在於製造熱量赤字，由於壓低當日攝取的熱量，瘦下來是必然的效果。不過，要以「一天取代一餐」為原則，避免長期熱量攝取過低，基礎代謝率遭到破壞而越來越低。

■ 代餐當正餐的反效果

　　很多不肖業者會誇大代餐效果，甚至「鼓勵」停滯期一天吃兩餐代餐，短期或許能看到數字的變化，但停止吃代餐、回到錯誤飲食模式，依舊會復胖，連帶還會有內分泌失調、皮膚變差、精神不佳、越減越胖的反效果。

■ 如何強化代餐的效果？

　　使用代餐以外的兩餐要均衡飲食，並搭配規律運動，才能讓代餐發揮最佳效果。代餐終究是短時間的輔助，學會「如何吃東西」、習慣「檢視飲食內容」、選擇「優質食物」，才是對健康有最大助益的長久之計。

Q17

吃完大餐量體重，居然馬上「變胖」了？

Answer

吃完大餐後體重增加是必然的，
但這並非消化吸收的結果，
而是停留在體內的大量食物，
或攝入過多鈉含量的水腫所導致。
吃完大餐隔天多喝水，
再搭配正常飲食與運動，
身體就會回到原來的狀態。

大概有很多人飯後量體重時，會被自己嚇到，尤其是吃完大餐或年節過後，體重往往高到不像話。其實，這不見得是真的變胖，畢竟消化吸收需要一段時間，主要原因可能有以下幾種：

■ 食物的重量

人體的消化吸收作用，需要一段時間來進行，一次吃下大量的食物，在還沒被吸收前，會停留在身體裡（胃腸道等）一段時間，這時量體重，就可能會被自己嚇到。

■ 身體水腫

外食鈉含量高，以致水分淤積在體內，鈉離子增加，體重就上升。此外，吃比較多含碳水化合物的食物，也會讓身體吸收較多水分，體重跟著上升。

那麼，吃大餐後該怎麼做比較好呢？如果不想罪惡感產生、嚇人的體重揮之不去，可以參考以下幾點，從生理、心理層面去努力：

■ 減少罪惡感

不要因為偶爾一次的大餐而怪罪自己，甚至有催吐的行為或厭食的想法。偶爾的享受是被允許的，只要不吃得太撐，當下就坦然的吃，吃完也不要馬上量體重。

■ 隔天正常飲食

隔天就恢復健康均衡的飲食，不需要刻意斷食或節食。規律飲食是減重的重要調節因子，一下暴食一下節食，對身體是很大的負擔，也可能會破壞身體平衡。

■ 多喝水

水分攝取建議要比平常多喝 300-500ml，有助於排出多餘的鈉離子，再加上適度運動，讓水分快速排出體外，就可以回到正常身體狀態了。

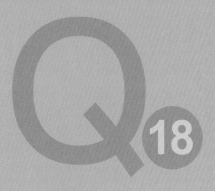

Q18

少吃一餐會瘦嗎？
如何計算基礎代謝率？

Answer

少吃一餐容易達到熱量赤字，
但是也可能攝入太少食物，
以致熱量攝取低於基礎代謝率，
這樣反讓身體啟動自保機制，
開啟消耗需要較多能量的肌肉、
轉而儲存脂肪的節能模式。

■ 少吃一餐到底會不會瘦？

少吃一餐確實很容易達到「熱量赤字」，但前提是正餐以外的時間沒有「多吃」。不過，也很可能因為吃得太少，以致熱量攝取低於基礎代謝率（BMR）而產生反效果。

所謂的基礎代謝率（Basal Metabolic Rate，BMR）是指維持人體重要器官運作所需的每日最低熱量，也就是要維持生命 —— 呼吸、血液循環、體溫、細胞新陳代謝等的最低能量，即使什麼都不做、只是躺在床上也需要。

★ 試算你的基礎代謝率

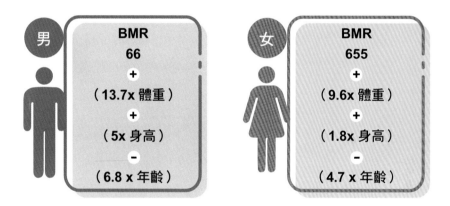

■ 吃不到 BMR 有危機！

一旦吃進的熱量達不到基礎代謝率，為了妥善分配有限的熱量，身體就會啟動自保機制，首先就是消耗能量需求最大的肌肉組織，並更有意識的儲存脂肪，以備不時之需。最主要的目的就是讓身體處於「節能模式」，好讓整體機能維持運轉。

假設一個人的基礎代謝率為 1200 大卡，每天少吃一餐讓熱量攝取少於 1200 大卡、製造熱量赤字，初期減重效果可能很明顯，長期這樣做卻容易遇到停滯期，因為身體很聰明，會主動「下修」基礎代謝率。

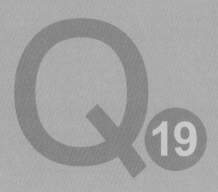

熱量吃不到 BMR 反變胖！
有方法提升 BMR 嗎？

Answer

BMR 是指「基礎代謝率」，
這是維持身體機能最低限度熱量。
長期熱量攝取達不到 BMR，
會讓身體逐漸習慣飢荒狀態。
提升 BMR 方法有兩個：
把熱量吃到 TDEE 和運動。

刻意攝取低於 BMR（基礎代謝率）的熱量，在初期通常會有非常明顯且有感的「減重」效果，因為體重會快速減少，這是身體裡的水分、脂肪、肌肉都一起快速下降的結果。不過，這個方法用不了太久就會遇到停滯期，繼續降低熱量也瘦不下來了。

身體是非常聰明的，越吃越少的話，會自動把 BMR（基礎代謝率）和 TDEE（每日總消耗熱量）直接往下調整，避免損失那麼多能量，而且因為「有一餐沒一餐」的模式，每次多吃一點熱量，身體吸收率會變得更好，這是要避免飢荒狀態，進而變成吃越少卻越胖的原因。

那麼，要是已經處於這個狀況，該怎麼做才能讓身體恢復良好的代謝呢？以下幾個方法有機會提升基礎代謝率：

■ 先把熱量吃回到 TDEE

讓身體適應自己應該有的代謝能量，才不會讓身體一直處於鬧飢荒狀態，提升熱量至少要進行 3 周，並且搭配運動執行，就可以把代謝再拉高，突破停滯期。

■ 增加運動量和運動強度

尤其推薦從事重量訓練（優於有氧運動）。增加運動時間或提升運動強度，肌肉量也會慢慢上升，肌肉細胞有助提升耗能，連帶增加基礎代謝率。

切記，不要長期吃低熱量，更不要長期減肥，因為熱量不足反而會讓身體節省能量消耗，以致基礎代謝率往下降。**減肥建議不要超過 12-16 周，每減完一個周期，要停止 4-8 周，均衡飲食。**

Q20

不搭配飲食控制，
真的瘦不了嗎？

Answer

減重成功的不變真理：
七分靠飲食，三分靠運動！
飲食絕對是重要的一環。
試著把需要與想要想清楚，
才能避免攝入過多熱量，
並在合理範圍製造熱量赤字。

◼ 吃比動更重要？

　　體重增加的最主要原因就是「熱量攝取」高於需求量，所以只要控管好吃進肚子的熱量，避免高出需求（身體需要使用的量），對於控制體重就有幫助，所以才會説「七分靠飲食，三分靠運動」。

◼ 變胖沒這麼容易？

　　增加 1 公斤的難易度，其實跟瘦 1 公斤是一樣的。1 公斤大約等於 7700 大卡（kcal），若以白飯為例（每碗 280 大卡），等於額外多吃 28 碗飯，才會增加 1 公斤。相對的，想要減少重量，也要適當製造熱量赤字才可以。

◼ 吃不飽不只傷身也傷心？

　　減重有很多方式，幾乎每個人都嘗試過的大概是飢餓減肥法，刻意減少飲食初期體重確實會明顯下滑，但容易造成身體基礎代謝率下降的問題，等身體適應低熱量攝取後，很快就會遇到減重平原，不只減重卡關，還會瘦到肌肉，接著陷入體重停滯的進食恐慌，生理心理都不健康。

◼ 不是不能吃，而是要挑著吃！

　　開始正常吃三餐吧！先算好自己所需熱量，並學習選擇不精緻的碳水化合物、足夠且高品質的蛋白質、適量的優質好油，把熱量需求和進食量抓好 —— 記住，不是什麼都不能吃，一切都是量和食物選擇的問題。

Q21

一個月瘦 10 公斤？！
減重的合理速度為何？

Answer

減重，除了調控熱量攝取，
並搭配運動，效果才會好！
熱量的調控關乎減重的速度，
這必須考量個人身體狀況，
適時適度調整，才能瘦得健康，
原則上一個月 1 公斤較合理。

■ 四周 1 公斤，不多不少剛剛好

減重想要有效果，就是要調整進食份量，把熱量控制在一個範圍內，減多少則和 TDEE（每日總消耗熱量）有關。此外，搭配運動更有效果。以每天減少 250 大卡為例，一周約減少 1750 大卡，理論上四周便可以減去約 1 公斤（1 公斤等於 7700 大卡）。

■ 熱量減少 TDEE 的 10-20%

設定減重的目標要穩扎穩打，千萬不要好高騖遠，熱量調控需依照自己身體狀況隨時調整。一般建議剛開始執行時，以減少TDEE的10-20%最適當。因為熱量攝取過低，無法滿足身體所需的各類營養需求，健康可能會受影響，反而得不償失。

■ 瘦越快，復胖也不會太慢

另外，「瘦越快復胖越快」的說法是真的。因為能達成快速減重的方式，通常都很容易減錯「對象」。快速瘦身減掉的往往是以水分、肌肉為主，其次才是很少比例的脂肪。肌肉的存在可以讓我們消耗更多熱量，卻很常因為不當減重被減掉。

■ 增加肌肉量竟能幫助燃脂！

在同樣的條件下，1 公斤肌肉每天可以消耗 12 大卡，而 1 公斤的脂肪卻只能消耗約 4 大卡，這樣的倍數之差，是連坐著不動都有差異的，所以透過鍛鍊肌肉來達到減重效果是最好的方式。初學者不如從徒手訓練（不使用任何運動器材的訓練）開始，慢慢增加強度與頻率。

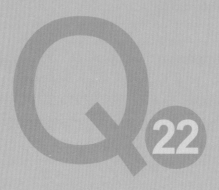

Q22

什麼是 168 斷食法？
誰不適合這麼做？

Answer

168 斷食是間歇性斷食的一種，
有助提升胰島素敏感度、穩定血糖。
這是利用脂肪分解後，
產生的酮體當成能量來源。
雖然這個斷食法風險低，
但有糖尿病、胃食道逆流、
或消化差等並不建議實施。

間歇性斷食法（Intermittent Fasting）是以「調整進食時間」來達成斷食的飲食法，並非指節食。「168 間歇性斷食法」則是指一天之中有 16 小時禁食，只能攝取無熱量的東西，如白開水、無糖的黑咖啡或茶等，當日應攝取熱量和營養素（食物）要集中在另外 8 小時內吃完。

這是近期國內外很多人推崇與使用的減肥方法，但正在流行的方法不一定適合每一個人，千萬不要逼自己「跟上流行」，畢竟飲食是一輩子的事情，別讓飲食成為負擔與壓力。針對 168 間歇性斷食法的適用族群，以下這些情況要特別注意：

■ 有糖尿病的人

糖尿病病人因血糖控制不佳，且有在服用藥物，自行實施斷食會增加低血糖和暈眩的機率，造成不必要的危險，尤其第一型糖尿病病人胰島素分泌不足，在有限時間吃下大量食物，會使血糖波動加劇，併發症機率跟著增加。糖尿病前期病人則建議與醫師或營養師討論後再實行。

■ 容易頭暈的人

本來就常常頭暈目眩，就不太適合做 168 間歇性斷食法，這是因為長時間處於空腹狀態，也會產生暈眩，這可能使本來的症狀更嚴重。

■ 胃食道逆流及消化不良的人

長時間空腹會使胃酸分泌增加，容易讓胃食道逆流的症狀更劇烈。短時間內吃下大量食物，對消化系統不佳的人來說，可能是非常大的負擔。

■ 生活作息不固定的人

由於生活作息不固定，例如常常需要加班到很晚或上班時間不固定等，以致沒辦法控制三餐進食的時間，像間歇性斷食法這種限定進食時段的方法很難堅持到最後，甚至因為接連中斷而導致飲食計劃被打亂或轉而報復性飲食。

Q23

我都照著指示吃，
為什麼還是瘦不了？

Answer

照著飲食指示卻不會瘦，
請回頭檢查以下事項，
看看哪一個環節沒有注意到：
攝取熱量是否過低、
減脂時間是否過長、
澱粉攝取種類是否正確。

「明明照著指示做了，卻還是不見效果？」這是減重階段最常遇到的問題，這時，需要回頭檢視一下自己的做法，因為不只要跟著做，還要留意「眉角」，不只要做對，更要做好。

■ 攝取熱量過低

一天至少要攝取至 BMR（基礎代謝率）的熱量。雖然一開始刻意吃很少，會因為攝取熱量降低而明顯變瘦，但一段時間後，體重就開始停滯，即使吃少，效果卻不如以往，時間久了，不僅基礎代謝會崩壞、越來越低，身體也攝取不到足夠的能量。

■ 減脂期間太長

減脂期一般建議以 3-4 個月為原則。減脂期通常會刻意降低熱量攝取，降越低越容易遇到停滯期，建議 3-4 個月後就要恢復均衡飲食，吃足三大營養素及熱量，並搭配運動或提升運動強度來提高基礎代謝率。

■ 澱粉攝取種類不正確

減脂期即使澱粉有減量，但如果以精緻澱粉為主，也是會影響減脂效果。建議增加全穀根莖類攝取，先把每日澱粉需求平均分配到三餐，再慢慢減低熱量，若一下子把澱粉歸零，減脂期結束也較容易復胖。

Chapter

3

超省時
健康煮義

不必大費周章
也能越吃越健康

99 道常備便當菜手把手教學，
主食／主餐／配菜／醬料 都有，
營養成分與熱量標示，慎防超標！
21 個超速配餐盒，一周任君挑選，
增肌／減脂／維持體態 都能使用。

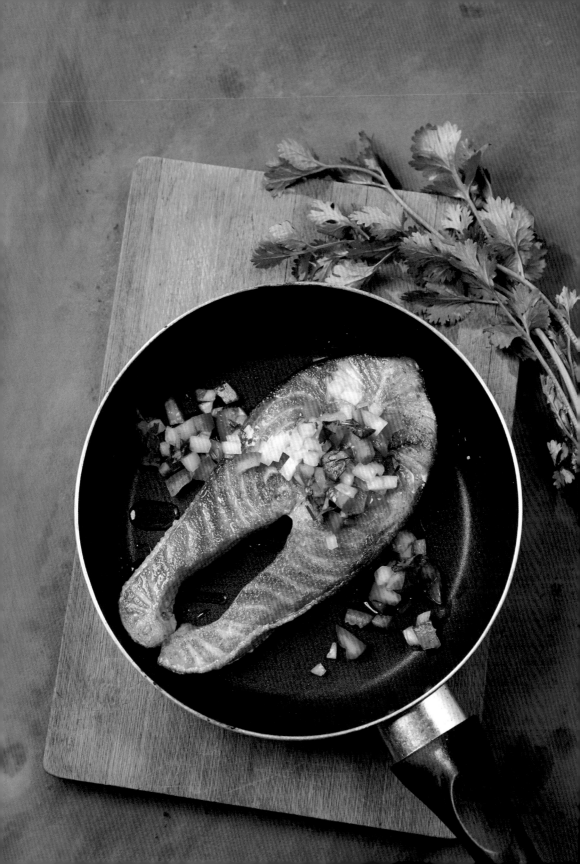

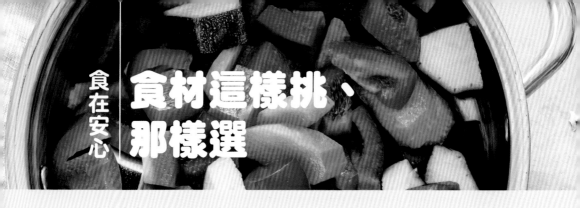

 全穀雜糧類 挑選指南

米麥類 ▶ 一般家庭由於用量不大，建議購買真空包裝，購買時除了保存期限，尚需檢查包裝是否完整無破損及漏氣。開封後要冷藏保存（放室溫易生米蟲或滋生黴菌），並盡速使用完畢。

根莖類 ▶ 地瓜、馬鈴薯、芋頭、山藥等根莖食物，在挑選時應選擇外表完整，且無發芽、無損傷、無發霉。根莖類的觸感應是硬的，如果摸起來是軟的，可能撞傷或內部已經腐壞了，不宜挑選；另，大小的選擇以一次可煮完為原則。

豆類
果實類 ▶ 豆類如紅豆、綠豆、皇帝豆、鷹嘴豆，要選擇豆粒完整飽滿，且無異味、無發霉。果實如栗子、南瓜、蓮子等，則要選擇當季的，外觀完整飽滿，無缺損。

 海鮮類 挑選指南

外觀 ▶ 魚蝦貝或軟體動物，其外型應完整無破損，魚鱗、殼、觸鬚或腳也不應有斷裂或脫落現象，顏色則要留意有沒有發暗或發黑。而冷凍海鮮的選擇，需注意包裝的完整，檢查有無破損、含霜程度——包裝上有霜或是冰晶表示冷凍的時間較長，或是曾經解凍過再次冷凍。

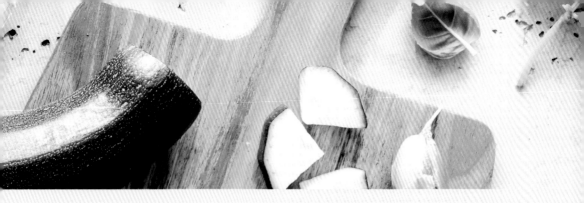

味道 ▶ 新鮮的漁獲應該是海洋的味道，不應該帶有異味，如刺鼻的魚腥味、化學藥水味或腐臭味等。

觸感 ▶ 肉的質地應飽滿有彈性，用手指按壓後很快彈回，不會有明顯凹陷痕跡。魚類要留意魚鰓是否乾淨、不發黏。

 肉類 挑選指南

外觀 ▶ 選擇接近原色的肉品，如牛肉為深紅色、雞肉為淡粉色、豬肉為鮮紅色。若為超市冷凍退冰肉，若滲出過多血水表示冷凍過程時間長，較不新鮮。血水顏色為褐色、灰色，表示肉已變質，不宜挑選。

味道 ▶ 新鮮肉品應無腥臭味、藥水味及腐敗味，若出現這些味道，很可能是肉品變質了，變質的肉容易滋生細菌，可能會導致腸胃炎、食物中毒。

觸感 ▶ 新鮮的肉品不只有光澤，且多半富有彈性，輕輕按壓後，會立即回彈、恢復，摸起來也不會有黏黏的感覺。

部位 ▶ 依照肉品的部位來選擇原始肉塊，可以避免買到重組肉。重組肉指的是將分散的肉塊重新組合成型，可能會有添加物（如黏著劑）。

蔬果類 挑 選 指 南

選當季 ▶ 每一種蔬果都有其適合生長的季節,稱為當令蔬果。雖然農業技術進步,在臺灣很多蔬果一年四季都吃得到,但非當令蔬果會使用較多的肥料與農藥。

選在地 ▶ 進口或需要長途運輸的蔬果通常需要以藥劑處理,以延長貯存時間,新鮮度不及在地農產品,其產品碳足跡 (注) 亦比在地食材多很多,較不環保。

選多樣 ▶ 以色彩繽紛為原則來選擇蔬果,不僅能達到攝取多元營養素的目標,也能提升菜色的視覺豐富度,進而增進食欲。商家也要多樣化,不要固定在同一商家購買,經常更換店家,讓食材來源更多元,以分散風險。

選標章 ▶ 選擇由政府單位推廣、具公信力商家,擁有優良標誌的農產品,購買時請認明「3 章 1Q」標章,即有機農產品標章 (下圖左一)、產銷履歷農產品標章 (下圖左二)、優良農產品標章 (下圖左三)、臺灣農產生產追溯 QRcode(下圖左四),吃得安心又放心。

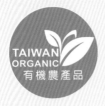  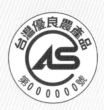

注:碳足跡指的是服務或商品在整個生命周期過程所直接與間接產生的溫室氣體排放量,能源與資源耗用越多,溫室氣體排放量越多,碳足跡越大。 (資料來源:行政院環境保護署網站)

白
蒜素
硫有機化合物
薑黃素

白色花椰菜、冬瓜、白色菇類、
洋蔥、山藥、百合、大蒜、韭黃、
香蕉、梨子、甜桃等

綠
吲哚
類胡蘿蔔素
葉黃素

綠色花椰菜、青江菜、四季豆、
黃瓜、青椒、菠菜、蘆筍、綠奇
異果、酪梨、綠色西洋梨等

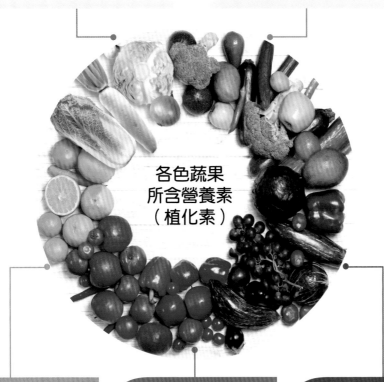

各色蔬果
所含營養素
（植化素）

黃／橘
維他命 C
類胡蘿蔔素
類黃酮素

胡蘿蔔、黃甜椒、芒果、
橘子、柳橙、木瓜、鳳梨、
哈密瓜、葡萄柚等

紅
茄紅素
花青素

紅甜椒、紅鳳菜、甜菜根、
紅番茄、草莓、蔓越莓、
櫻桃、紅葡萄、紅蘋果、
紅西瓜、紅石榴等

藍／紫／黑
花青素
綠原酸

香菇、黑木耳、茄子、藍
莓、葡萄、黑梅等

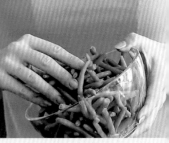

食在美味 **開煮前，這些東西備起來**

 事半功倍：基本烹調配備

廚房的器具琳瑯滿目，標榜著方便性、多功能、智慧型、電子化的各式現代化鍋具推陳出新，不過我們接下來的食譜只需要最基本、最簡單的器具就可以滿足所有健康料理的需求。

必備款

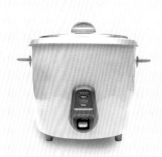

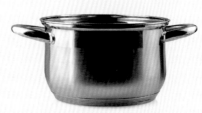

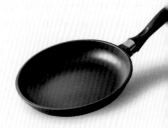

電鍋

建議選擇比使用人數稍大一點的款式，增加使用彈性，以便搭配蒸架、高鍋蓋、分層料理。

湯鍋

建議選擇不鏽鋼材質，可直接在瓦斯爐或電磁爐上加熱。

平底鍋／炒鍋

建議選擇稍有深度的平底不沾鍋，可同時滿足煎、炒的需求，且不易沾黏，清洗容易。烹煮時，不可使用金屬製鍋鏟，避免刮傷塗層。

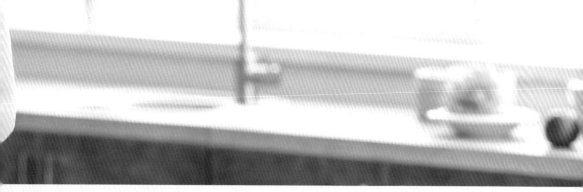

加分款

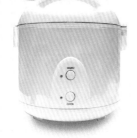

電子鍋

電子鍋通常水量、刻度、行程都已設定好，一鍵就能輕鬆煮出好吃的米飯，非常方便。建議依家庭人數挑選大小，避免用過大電子鍋煮少量米飯而過度耗能。

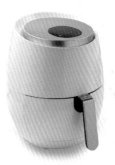

氣炸鍋

運用加熱器產生高溫熱風，把食物本身的油逼出而產生油炸效果，比起傳統油炸方式，大幅減少了用油量。選擇好清潔的款式，避免殘渣反覆加熱而產生致癌物。

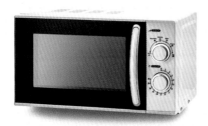

微波爐

微波爐不僅可以用來加熱食物，搭配烹調用的微波盒也可快速做出美味料理。最重要的是，設定好功能與時間，不用在旁顧也可以！

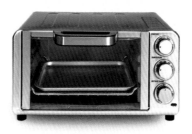

烤箱

善用烤箱可以增加料理變化。選購上可依料理需求做選擇，如加熱麵包選擇小烤箱，如需製作麵包、蛋糕、烤雞等，就選擇有上下火力溫控且容量較大的烤箱。

美味加倍：基本調味料與香料

調味料與香料讓料理不再一成不變，巧妙的運用調味料與香料除了能增加食物的香味、口感之外，也能變化出不同色澤（如黃咖哩、紅辣椒），提供味覺、嗅覺、視覺上的滿足。

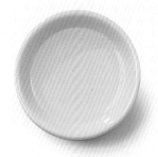

醋

如白醋、烏醋、巴薩米克醋。增加食物的風味與層次感，其帶酸的口感也有解膩的效果，經常運用在醬料中。

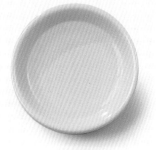

味醂

增加口味層次感，同時可以中和鹹味。味醂含有甘甜及酒味，可去除食物的腥味，適合用在製作照燒、和風醬等料理。

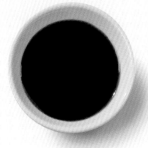

醬油

增加風味及色澤。可選用清醬油、醬油膏、淡色醬油、蠔油等。建議選用原料單純、純豆類釀造、非化學合成的醬油。

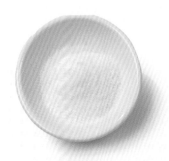

鹽巴

建議選用加碘鹽取代一般食鹽（碘為人體必需營養素，但國內民眾普遍缺乏）。

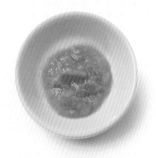

鹽麴

鹽麴是日本傳統調味料，是米、麴菌和鹽的發酵產品，可用來取代鹽。取用時一定要使用乾淨且乾燥的湯匙，使用完需密封放入冰箱冷藏。

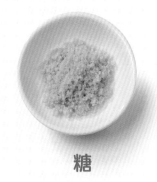

糖

用來中和鹹味，細砂糖、二砂糖、冰糖、三溫糖均可。保存需注意避免受潮，以免滋生細菌。

酒

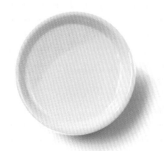

用來去腥、增香，還能讓口感更好。中式料理最常用的為米酒。紹興酒用於醉雞、醉蝦。紅、白葡萄酒用於西式料理。

胡椒

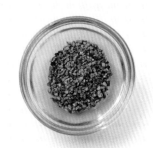

黑胡椒味道濃郁，香中帶辣，適合用來烹調味道較重的肉類（如牛肉）。白胡椒味道與辛辣味較柔和，適合海鮮類或加入湯品提味。建議買適量，以免受潮。

咖哩粉

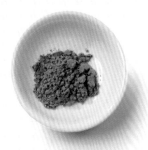

咖哩粉是由多種香料調製而成，其香氣能增加食欲，顏色也能增加視覺上的滿足。依需求選購適當的份量，保持乾燥，避免受潮。

義式香料

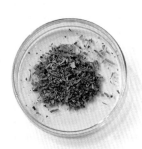

超市買得到的義式香料通常是由多種乾燥香草調製而成，方便又好用，可運用於西式料理。依需求選購適當的份量，以免放置過久而受潮走味。

五香粉

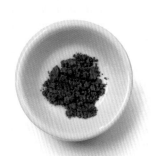

五香粉是由多種香料磨成粉後混合調製而成，許多中式料理少不了它，適合用來醃製肉品，少許用量就能提味。依需求選購適當份量。

辣椒粉｜七味粉

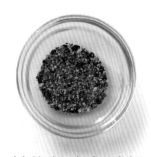

想吃辣或變化料理風味時，直接撒在料理上就可食用，非常方便。因為是乾燥的香料，可以克服新鮮辣椒的保存問題。

食在方便 | 食譜使用與資訊查找說明

食譜名稱
本書共有 99 道料理，並依排列次序編號，方便查找。

食材
該道料理會用到的各種食材。考量一次可能準備好幾個便當，故份量設計通常以每次烹煮 2-4 份為主。

調味料
獨立條列該道料理調味時會用到的醬料（粉）、鹽、糖、醋、蒜、酒等，便於事先準備。

作法
簡潔清楚的條列烹煮步驟。只要跟著步驟走，新手也能輕鬆煮出美味又好吃的便當常備菜。

所需設備與時間
列出製作該料理預估時間、主要使用及可替換使用的烹煮設備。
圖示說明如下：

電(子)鍋　瓦斯爐　微波爐　烤箱　氣炸鍋

TIPS
與該道料理相關的烹煮小技巧或提醒，有助於讓做菜過程事半功倍、端出的成品色香味俱全。

營養成分
基本上以「1 份」為單位，條列醣類、蛋白質、脂肪、熱量，便於在增肌、減脂、均衡飲食等不同時期，所需營養的配比與熱量的控管。

MENU **89**

馬鈴薯菠菜烘蛋

or

20min

材料（1份）

雞蛋 ... 60g（約1顆）
馬鈴薯 ... 70g（約1/3顆）
菠菜 ... 50g
洋蔥 ... 15g
小番茄 ... 30g（3-4個）
帕瑪森乳酪絲 ... 5g
牛奶 ... 1 茶匙
油 ... 1/2 茶匙

調味料

鹽 ... 少許
白胡椒粉 ... 少許
黑胡椒粒 ... 少許

作法

1　馬鈴薯去皮切薄片，洋蔥去皮切丁，小番茄去蒂頭洗淨、橫向對切，菠菜去除根部洗淨、切段備用。

2　雞蛋打入碗中，加入牛奶及少許鹽巴、白胡椒粉打散備用。馬鈴薯以熱水汆燙 2 分鐘撈起備用。

3　鑄鐵鍋加入 1/2 茶匙油，熱鍋後先將洋蔥炒香，再加入馬鈴薯片、菠菜拌炒，並以鹽巴及黑胡椒粒調味。

4　倒入蛋液後，以畫圈方式攪拌，煮至蛋液 8 分熟。放上番茄及乳酪絲，放入已預熱 180 度烤箱烤到蛋液全熟、乳酪絲融化即完成（約 10 分鐘）。

Tips

・若未使用烤箱，步驟 4 蓋上鍋蓋將蛋烘熟即可。
・烘蛋的食材都可以依自己的喜好做替換，如雞肉、甜椒、毛豆、櫛瓜等。
・烘蛋的食材份量宜配合鍋具大小做增減，做出來的烘蛋才會厚實。

營養成分 （1份）	醣類	蛋白質	脂肪	熱量
	17.2g	11.3g	8.3g	188.7★★

食材準備與採買

本書食譜所用之食材（含調味料）取得都很容易，原則上於傳統市場、超市，甚至網路商店都可以買得到。

量匙與量杯

本書米麥類、水、液體（如油、酒、醬油等）量測工具以茶匙、湯匙、米杯為主，換算單位則為：1 茶匙＝ 5ml、1 湯匙＝ 15ml、1（米）杯＝ 170ml。

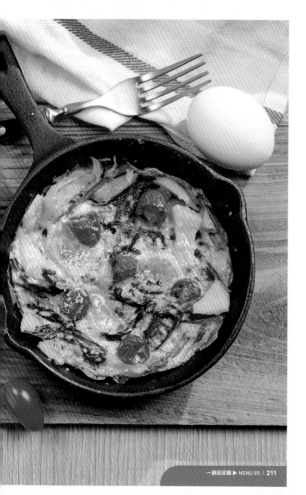

一鍋到底編 ▶ MENU 89 / 211

餐食保存

肉類常備菜冷藏保存不宜超過 2 天，米飯類放涼後冷藏 2 天為限、冷凍可延至 7 天左右，煮熟的蔬菜類存放時間越短越好。有湯汁的料理建議分開容器保存，避免食物味道全混在一起。

便當分裝

分裝時使用乾淨、無水的餐具，保存容器可使用有蓋保鮮盒或密封袋。便當菜放涼後，宜馬上裝盒放入冷藏保存，若與當日晚餐一起準備，也要在吃飯前就另外盛裝，千萬不要用剩菜剩飯裝便當，避免放置室溫時間過長、唾液污染而滋生細菌。

便當盒選擇與使用

當日製作毋需復熱的冷便當，可選擇木製、塑膠、玻璃、不鏽鋼、矽膠、陶瓷等材質。需復熱便當則依據不同加熱方式選擇，以微波爐加熱選用耐熱且可微波之玻璃、陶瓷、矽膠、塑膠等材質。以電鍋（蒸飯箱）加熱選擇不銹鋼、耐熱玻璃、陶瓷等材質。注意，本書使用料理專用微波盒，所以盒蓋也可進微波爐，一般微波盒請依說明正確使用。

營養成分與熱量計算

各道料理依所用食材概估醣類、蛋白質、脂肪等三大營養成分的含量，熱量計算方式為：醣類 1g×4 大卡、蛋白質 1g×4 大卡、脂肪 1g×9 大卡。

風味醬料篇

超百搭低熱量 DIY 沾醬

坊間有些醬料不只鈉含量高，
而且經常添加大量的油脂，
即使很微量，熱量還是高得嚇人。
試試看自己動手調製，
美味之餘又能兼顧健康！

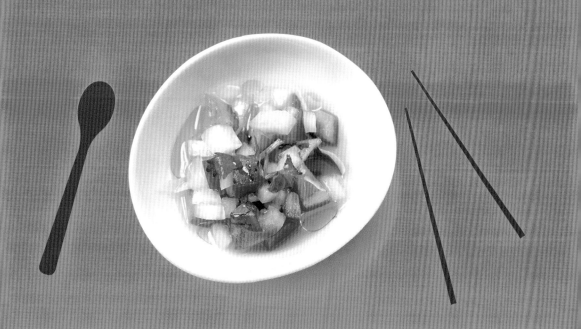

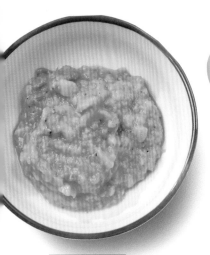

MENU
01

材料

酪梨 ... 150g

調味料

檸檬汁 ...2 茶匙

橄欖油 ... 1 茶匙

鹽巴 ... 少許

黑胡椒粒 ... 少許

酪梨醬

作法

1 將熟軟的酪梨果肉用湯匙挖出壓碎。

2 所有調味料加入步驟 **1** 攪拌均勻。

美味延伸 ▶ 95 煙燻鮭魚酪梨馬芬堡

營養成分 (10g)	
醣類 0.6g	蛋白質 0.1g
脂肪 1g	熱量 11.8 大卡

Tips

· 做好的酪梨醬冰箱冷藏可放 2 至 3 天。

· 用途：取代沙拉醬，搭配三明治、漢堡、沙拉食用。

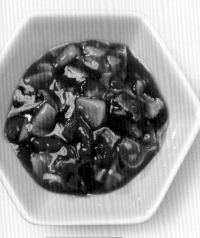

MENU
02

材料

蒜頭 ... 10g（約 2 瓣）

辣椒 ... 5g（約 1 小根）

薑 ... 少許

調味料

醬油膏 ... 1 湯匙

番茄醬 ... 1.5 湯匙

白芝麻油 ... 1 茶匙

白醋 ... 2 茶匙

糖 ... 1 茶匙

五味醬

作法

1 將蒜頭與辣椒切碎，薑磨成泥。

2 所有調味料加入步驟 **1** 材料攪拌均勻即成。

美味延伸 ▶ 87 美味雞蛋豆腐

營養成分 (10g)	
醣類 2.6g	蛋白質 0.3g
脂肪 0.8g	熱量 18.8 大卡

Tips

· 五味醬做好裝入保鮮盒，可冷藏 2 至 3 天。使用時，再加入蔥花或香菜。

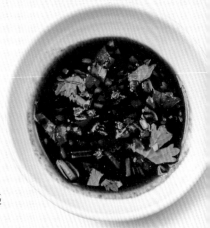

MENU 03 椒麻醬

材料

蒜頭 ... 5g（約 1 瓣）
辣椒 ... 5g（約 1 小根）
芫荽 ... 少許

調味料

清醬油 ... 2 茶匙
魚露 ... 1 茶匙
糖 ... 1.5 茶匙
檸檬汁 ... 3 茶匙
花椒粉 ... 少許
白芝麻油 ... 1/2 茶匙

作 法

1 將所有材料切碎。

2 所有調味料加入步驟 1 材料，攪勻即可。

Tips

· 直接沾肉、海鮮皆可，也可拌麵食用。

營養成分	
（10g）	
醣類 **2.8g**	蛋白質 **0.3g**
脂肪 **0.5g**	熱量 **16.9** 大卡

MENU 04 蜂蜜油醋醬

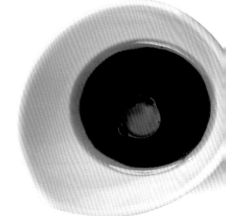

材 料

橄欖油 ...1 茶匙
巴薩米克醋 ...1 茶匙（可用水果醋替代）
蜂蜜 ...1 茶匙（可用糖替代）

作 法

1 所有材料倒入容器，拌勻即可。

美味延伸 ▶ 98 蜂蜜油醋雞胸沙拉

Tips

· 一般油醋醬的油醋比例約為 3：1，這裡把油的比例減
  低，以降低熱量。材料比例可依自己喜愛的口味調整。
· 用途：取代高熱量的生菜沙拉淋醬。

營養成分	
（10g）	
醣類 **3.7g**	蛋白質 **0g**
脂肪 **3.3g**	熱量 **44.5** 大卡

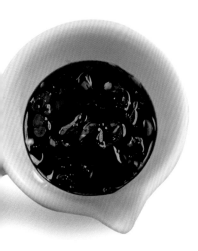

MENU 05

蔥花淋醬

材料

蔥 ... 30g（約3根）

辣椒 ... 5g（約1小根）

調味料

醬油膏 ... 1 茶匙

清醬油 ... 2 茶匙

白芝麻油 ... 1 茶匙

烏醋 ... 1 茶匙

糖 ... 1/2 茶匙

作法

1 蔥洗淨，去除根部切蔥花。辣椒洗淨，去蒂頭，切片。

2 所有調味料加入步驟 1 材料拌勻。

Tips

· 用途：直接搭配水煮雞肉、即食舒肥雞胸肉、豬肉、豆腐、豆包食用皆宜。

營養成分（10g）	
醣類 1.7g	蛋白質 0.3g
脂肪 0.9g	熱量 16.1 大卡

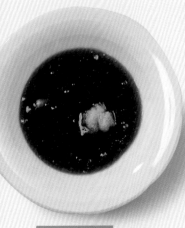

MENU 06

蒜泥醬

材料

蒜頭 ... 30g（約6瓣）

調味料

醬油膏 ... 2 湯匙

白芝麻油 ... 1 茶匙

糖 ... 1 茶匙

作法

1 蒜頭放入調理機，加入熱開水 30ml（2 湯匙），打成泥。

2 所有調味料加入步驟 1 材料拌勻。

美味延伸 ▶ 36 蒜泥豬肉片

Tips

· 蒜泥醬放冰箱可冷藏 2 至 3 天。

· 用途：直接沾肉、海鮮或蔬菜，或蒸魚、蒸蝦皆可。

營養成分（10g）	
醣類 2.1g	蛋白質 0.4g
脂肪 0.6g	熱量 15.4 大卡

MENU 07

薑醋沾醬

材 料

薑 ... 10g

調味料

清醬油 ... 1/2 茶匙

白醋 ... 2 茶匙

糖 ... 2 茶匙

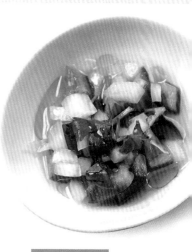

作 法

1. 薑磨成薑泥,加入開水 15ml（1 湯匙）。

2. 所有調味料加入薑泥,攪勻即成。

美味延伸 ▶ 47 啤酒蒸甜蝦

Tips

· 用途：直接沾海鮮或蒸魚、蒸蝦都可。

營養成分
（10g）

醣類	蛋白質
2.6g	0.1g
脂肪	熱量
0g	10.8 大卡

MENU 08

莎莎醬

材 料

牛番茄 ... 120g

洋蔥 ... 80g

芫荽 ... 少許

調味料

檸檬汁 ... 1 湯匙　　鹽 ... 少許

橄欖油 ... 2 茶匙

糖 ... 1/2 茶匙

作 法

1. 牛番茄洗淨,去蒂頭,切開,挖除中間籽,
   再切成小丁。洋蔥去皮洗淨,切成小丁,放
   入冰塊水中冰鎮以去除辛辣味,約 30 分鐘
   後瀝乾備用。

2. 芫荽洗淨瀝乾備用。

3. 步驟 **1** 的材料加入所有調味料拌勻,食用前
   加入切碎的芫荽即可。

美味延伸 ▶ 41 莎莎醬鮭魚排

Tips

· 用途：用於肉品和海鮮都很對味,或跟玉米脆片一起吃,搭配墨
西哥捲餅等,變化非常多元。

營養成分
（10g）

醣類	蛋白質
0.7g	0.1g
脂肪	熱量
0.5g	7.7 大卡

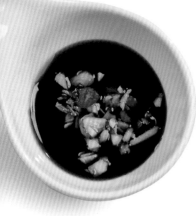

MENU 09

蒜香沾醬

材料

蒜頭 ... 10g（約 2 瓣）

辣椒 ... 5g（約 1 小根）

調味料

清醬油 ... 2 茶匙

醬油膏 ... 2 茶匙

白芝麻油 ... 1/2 茶匙

糖 ... 1/2 茶匙

作法

1 蒜頭去膜切碎。辣椒洗淨去蒂頭，切片或切碎備用。

2 所有調味料加入步驟 1 材料拌勻即可。

營養成分 (10g)	
醣類 3.2g	蛋白質 0.6g
脂肪 0.7g	熱量 21.5 大卡

Tips

· 用途：直接沾肉類或淋在豆腐、豆干、豆包等豆製品皆可。

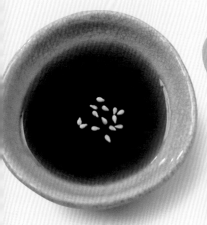

MENU 10

和風醬

材料

熟白芝麻 ... 1g

調味料

清醬油 ... 2 茶匙

味醂 ... 2 茶匙

白醋 ... 1 茶匙

糖 ... 1/4 茶匙

作法

1 所有調味料加入熟白芝麻拌勻。

美味延伸 ▶ 74 和風秋葵

營養成分 (10g)	
醣類 4.1g	蛋白質 0.4g
脂肪 0.2g	熱量 19.8 大卡

Tips

· 所有材料比例都可以依自己喜愛的口味做調整。

· 用途：直接淋在煮熟的蔬菜或生菜上食用。

五穀雜糧篇

優質碳水都在這裡

碳水化合物是供應身體能量大宗，
有助維持器官機能及大腦運作。
減肥不需要完全戒斷碳水化合物，
要戒的是精緻澱粉類食物，
改吃富含膳食纖維的五穀雜糧！

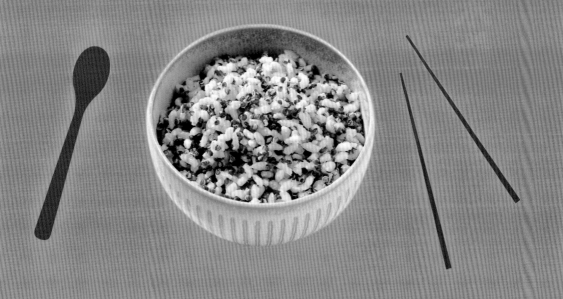

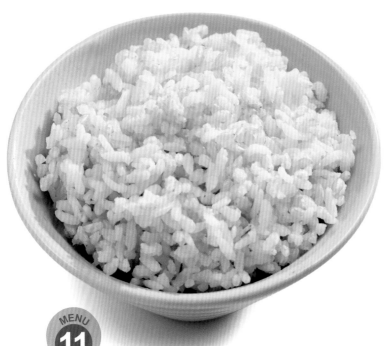

營養成分	
（1份）	
醣類	蛋白質
57.3g	5.7g
脂肪	熱量
1.2g	262.8 大卡

MENU
11

糙白雙米飯

材 料（4份）

白米 ... 150g（1杯）
糙米 ... 150g（1杯）

作 法

1 糙米洗淨瀝乾，加入 220-250ml 的水（喜歡口感硬一點，水加少一點；口感軟一點，水加多一點，最多不要超過 1.5 杯），浸泡 30 分鐘。

2 白米洗淨瀝乾，加入 170ml 的水（1 杯）。炊飯前處理即可，不須浸泡。

3 將**1**和**2**混合均勻，放入電子鍋煮熟，請選擇「標準流程（模式）」。

4 煮熟後不要馬上開鍋，悶 10-15 分鐘，飯更 Q 更好吃。

Tips

· 量杯為一般電鍋所附量米杯。
· 若使用電鍋煮飯，外鍋加 255ml 的水（1.5 杯）。開關跳起後，悶 15 分鐘，利用鍋內餘溫繼續加熱。
· 開蓋後，記得用飯匙把米飯翻鬆，讓軟硬度均勻。

MENU 12

紅豆糙米飯

材料（4 份）

紅豆 ... 75g（0.5 杯）
糙米 ... 225g（1.5 杯）

作法

1　紅豆洗淨，放入 170ml 的水（1 杯），放入冷藏室浸泡一晚（約 10-12 小時）後，瀝乾備用。

2　糙米洗淨瀝乾，電鍋內鍋放入糙米和瀝乾的紅豆，加入 425ml 的水（2.5 杯），浸泡 30 分鐘。

3　使用電鍋請於外鍋加入 340ml 的水（2 杯），煮到開關跳起。若使用電子鍋的話，則選擇「糙米流程（模式）」。

4　煮熟後不要馬上開鍋，悶 10-15 分鐘，飯更 Q 更好吃。開蓋後，用飯匙把米飯翻鬆，讓軟硬度均勻。

營養成分 （1 份）	
醣類 **53.8g**	蛋白質 **8.5g**
脂肪 **1.5g**	熱量 **262.7** 大卡

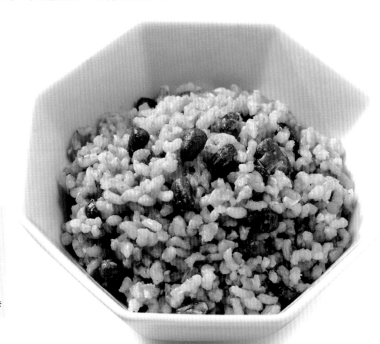

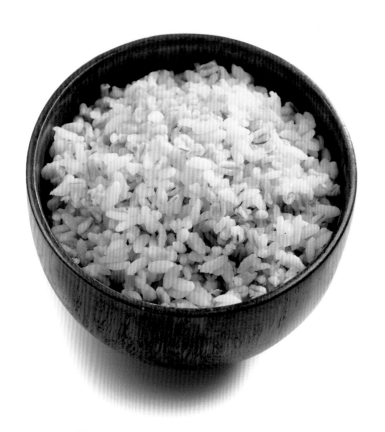

營養成分	
（1 份）	
醣類	蛋白質
52.3g	6.9g
脂肪	熱量
1.7g	252.1 大卡

MENU

13

燕米白米飯

材料（4 份）

白米 ... 150g（1 杯）

燕米 ... 130g（1 杯）

※ 本書食譜以【大加燕米】示範

作法

1　白米及燕米洗淨瀝乾，加入 340ml 的水（2 杯）。

2　放入電鍋，外鍋加入 170ml 的水（1 杯）煮到開關跳起。若使用電子鍋，則選擇「標準流程（模式）」。

3　煮熟後不要馬上開鍋，悶 10-15 分鐘，飯更美味。開蓋後，將米飯翻鬆，讓軟硬度均勻。

Tips

・ 量杯為一般電鍋所附量米杯。

・ 燕米為燕麥粒去除不適合食用之穀殼的脫殼燕麥粒。

MENU 14

藜麥糙米飯

材 料（4 份）

藜麥 ... 60g（0.5 杯）

糙米 ... 225g（1.5 杯）

作 法

1 糙米洗淨瀝乾，加入 340ml 的水（2 杯），並浸泡 30 分鐘。

2 藜麥洗淨瀝乾備用。

3 電鍋內鍋放入糙米（含泡米的水）和瀝乾的藜麥，再加入 85ml 的水（0.5 杯）。外鍋放 255ml（1.5 杯）水，煮至開關跳起。

4 煮熟後不要馬上開鍋，悶 10-15 分鐘，飯更美味。開蓋後，將飯翻鬆，均勻軟硬度。

Tips

· 藜麥顆粒非常小，清洗前請先備妥篩網，便於瀝乾時使用，以免藜麥跟著水流走。

· 若使用電子鍋的話，則選擇「糙米流程（模式）」。

營養成分
（1 份）

醣類	蛋白質
52.6g	6.6g

脂肪	熱量
2.3g	257.5 大卡

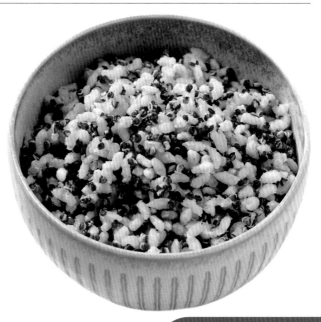

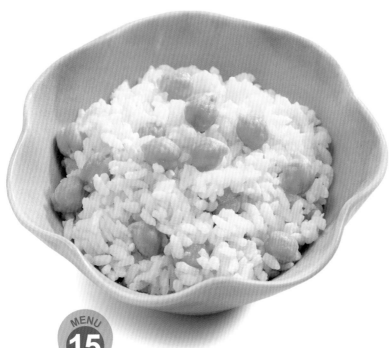

營養成分 (1 份)	
醣類 54.4g	蛋白質 7.3g
脂肪 1.4g	熱量 259.4 大卡

MENU
15

鷹嘴豆白米飯

材料（4 份）

鷹嘴豆 ... 70g（0.5 杯）
白米 ... 225g（1.5 杯）

作法

1 鷹嘴豆洗淨瀝乾，加入 340ml 的水（2 杯），並放入冷藏室浸泡一晚（至少 8-10 小時）。

2 白米洗淨後瀝乾備用。

3 將鷹嘴豆瀝乾，跟白米一起放入內鍋，再加入 340ml 的水（2 杯），外鍋加 225ml 的水（1.5 杯），煮到開關跳起。

4 煮熟後不要馬上開鍋，悶 10-15 分鐘。開蓋後，翻鬆米飯，讓軟硬度均勻。

Tips

· 鷹嘴豆浸泡時會大量吸收水分，建議多用一些水泡，烹調前再倒掉即可。

· 鷹嘴豆也可以單獨炊煮。浸泡後瀝乾，再加入蓋過豆子的水量，電鍋外鍋用 170ml 的水（1 杯），煮到開關跳起，或以水煮方式煮熟瀝乾。

MENU 16

氣炸馬鈴薯塊

材料（2份）

馬鈴薯 ... 360g　　鹽 ... 適量
黑胡椒粒 ... 適量

作法

1 馬鈴薯去皮，滾刀切塊，放入水中備用。

2 煮一鍋水，放入馬鈴薯塊煮至8分熟
（竹籤可插入）瀝乾備用。

3 將馬鈴薯塊放入保鮮盒中，蓋上蓋子，上下晃
動，讓馬鈴薯表面因撞擊產生澱粉，微微糊化，
這樣氣炸起來口感較香酥。

4 馬鈴薯塊放入氣炸鍋中，以160度氣炸6分鐘，
再以180度氣炸2分鐘。

5 食用前灑上鹽巴及黑胡椒粒即可。

營養成分 （1份）	
醣類 **28.4g**	蛋白質 **4.7g**
脂肪 **0.4g**	熱量 **136** 大卡

MENU 17

鹽味飯糰

材料（4份）

白米 ... 300g（2杯）　　燒海苔 ... 少許

作法

1 白米洗淨瀝乾，放入電鍋內鍋，加入340ml
的水（2杯），外鍋加入170ml的水（1杯），
煮到開關跳起。

2 煮熟後不要馬上開鍋，悶10-15分鐘。開蓋
後，用飯匙把米飯翻鬆，將飯放涼。

3 海苔剪成寬度約2公分的長條狀備用。

4 用開水沾溼雙手（可避免飯粒沾黏在手上），
再抹上少許鹽巴，每次取適量的飯放置手心
並捏成三角形或圓形，再圈上海苔即可。若
有製作飯糰模型，會更容易操作。

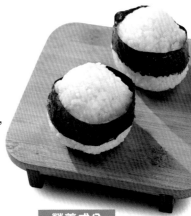

營養成分 （1份）	
醣類 **58.4g**	蛋白質 **5.3g**
脂肪 **0.5g**	熱量 **259.3** 大卡

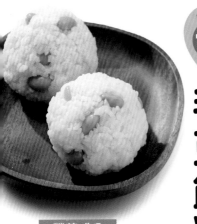

MENU 18

毛豆飯糰

材 料（1 份）

白飯 ... 1 碗
作法詳見▶ 17 鹽味飯糰
冷凍熟毛豆仁 ... 30g

調味料

白醋 ... 1 茶匙
糖 ... 少許
鹽 ... 少許

作 法

1 將冷凍熟毛豆先用清水沖洗，再汆燙瀝乾備用。

2 白醋加入糖及鹽攪拌至溶解，製作成醋汁。

3 將醋汁倒入白飯中，拌勻後，加入毛豆仁。

4 用開水沾溼雙手（可避免飯粒沾黏在手上），
每次取適量毛豆飯捏成圓形即完成。

Tips

· 醋汁的調味比例沒有一定，喜歡酸一點，醋就多
加，喜歡甜一點，糖就多一些。

營養成分	
（1 份）	
醣類	蛋白質
62.1g	9.6g
脂肪	熱量
1.5g	300.3 大卡

MENU 19

蒸地瓜

材 料

黃肉地瓜 ... 300g

作 法

1 將地瓜以軟毛刷（或乾淨牙刷）刷洗乾淨。
尤其要留意縫隙處污垢，並以流動的水清洗。

2 電鍋內放入蒸架，再放上地瓜。外鍋放入
225ml 的水（1.5 杯），開關跳起後再悶 10
分鐘，竹籤（筷子）可穿透即完成。

Tips

· 盡量挑選大小差不多的地瓜，以免熟度不同。
· 蒸完後，電鍋底部殘留的地瓜焦糖趁熱比較好清洗。
· 地瓜可以連皮食用。地瓜皮富含植化素、維生素和礦
物質。

營養成分	
（100g）	
醣類	蛋白質
27.8g	1.3g
脂肪	熱量
0.2g	118.2 大卡

營養主菜篇

雞／豬／牛／海鮮通通有

此篇料理將能提供每餐所需蛋白質。
每日高達 30％熱量由蛋白質提供，
更是增肌燃脂不可或缺的武器，
除此之外，能促進組織生長建造、
調節荷爾蒙、運輸養分、強化免疫力！

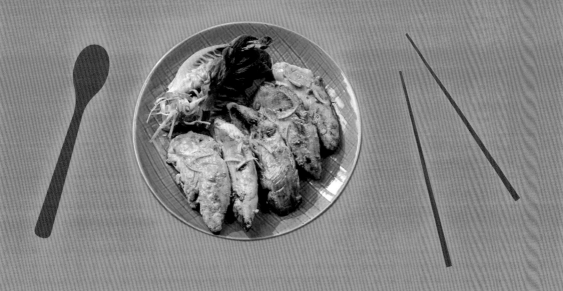

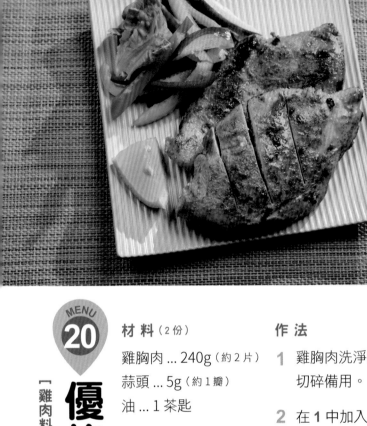

or

or

20min

MENU 20

[雞肉料理]

優格咖哩雞胸

材料（2份）

雞胸肉 ... 240g（約2片）
蒜頭 ... 5g（約1瓣）
油 ... 1茶匙

調味料

無糖優格 ... 20g
咖哩粉 ... 1茶匙
薑黃粉 ... 1/2茶匙
鹽 ... 1/4茶匙
糖 ... 少許

作法

1 雞胸肉洗淨擦乾，以肉錘敲平；蒜頭去膜切碎備用。

2 在 **1** 中加入所有調味料攪拌均勻，放冰箱冷藏一個晚上入味。至少要醃製 1 小時（醃製一晚更好），且放於冷藏，以保新鮮。

3 將醃好的雞胸肉平放入氣炸鍋，不要重疊，表面噴點油，先氣炸 150 度 8 分鐘，再 170 度 3 分鐘。

Tips

· 優格醃肉讓肉質更柔軟。
· 可改用平底鍋煎或烤箱，但煎或烤的火力不宜太大，以免燒焦。

營養成分（1份）	醣類	蛋白質	脂肪	熱量
	1.8g	28.5g	5g	166.2 大卡

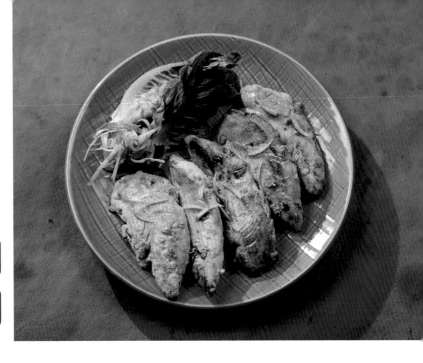

or

15min

MENU
21

[雞肉料理]

柚香雞柳

材 料（2 份）

雞小里肌肉 ... 240g

油 ... 2 茶匙

調味料

柚子醬 ... 10g

蒜泥 ... 5g（1 瓣）

鹽 ... 1/4 茶匙

油 ... 1 茶匙

作 法

1　雞小里肌洗淨擦乾，去除白色的筋條，加入調味料醃製一晚或至少 30 分鐘以入味。

2　平底鍋加入 2 茶匙油，熱鍋後，放入雞里肌，煎到肉色一半變白，底部呈現金黃色。

3　翻面，繼續把另一面也煎到金黃即完成。

Tips

· 柚子醬也可以其他果醬或果肉取代，如酸梅果肉或金棗果醬等。

營養成分 （1 份）	醣類	蛋白質	脂肪	熱量
	3.2g	29.1g	5.7g	180.5 大卡

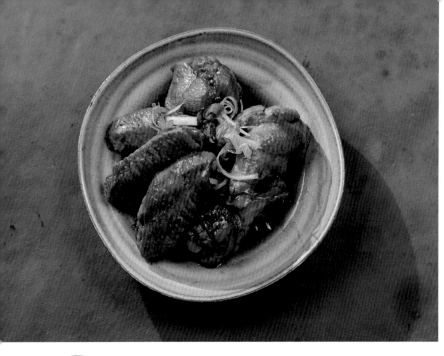

20min

MENU 22

[雞肉料理]

可樂雞翅

材料（2 份）

三節雞翅 ... 300g
蒜頭 ... 5g（1 瓣）
薑片 ... 2-3 片

調味料

零卡可樂 ... 150ml
清醬油 ... 2 湯匙

作 法

1 蒜頭及薑切片備用。將三節翅的翅腿、中翅、翅尖連接處剁開，洗淨擦乾備用。

2 不沾平底鍋放入雞翅煎至表皮金黃，推到鍋邊，再以雞油炒香蒜片及薑片。

3 加入調味料及水 45ml（3 湯匙）煮到收汁即可。

Tips

· 鹹甜度可依自己喜愛的口味調整醬油與可樂的比例，也可加入少許鹽做調整。

營養成分 （1 份）	醣類	蛋白質	脂肪	熱量
	3g	19.5g	13g	207 大卡

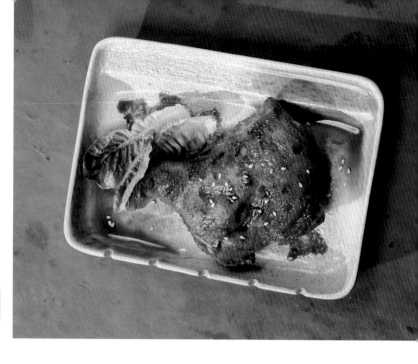

25min

MENU
23

[雞肉料理]

照燒雞腿排

材料（1份）

去骨雞腿排 ... 180g
（約1支）

鹽 ... 少許

蒜頭 ... 5g（約1瓣）

調味料

清醬油 ... 1 湯匙

味醂 ... 1 湯匙

米酒或水 ... 1 湯匙

作法

1 蒜頭去膜切碎；雞腿排洗淨擦乾，切除多餘的皮及油脂，較厚的地方可用刀子劃開，兩面抹上薄薄一層鹽與蒜頭，靜置 10 分鐘（用叉子在肉上戳洞，可讓雞肉更入味）。

2 雞腿排的皮朝下放入不沾平底鍋，煎至出油後翻面，煎至兩面都呈現金黃色，加入調味料煮至收汁。

3 放涼，切塊，食用前可撒上熟白芝麻。

Tips

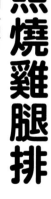

· 調味料的比例可依自己喜愛的口味做調整，味醂可以用糖替代。

營養成分 （1份）	醣類	蛋白質	脂肪	熱量
	9.9g	28.5g	13.1g	271.5 大卡

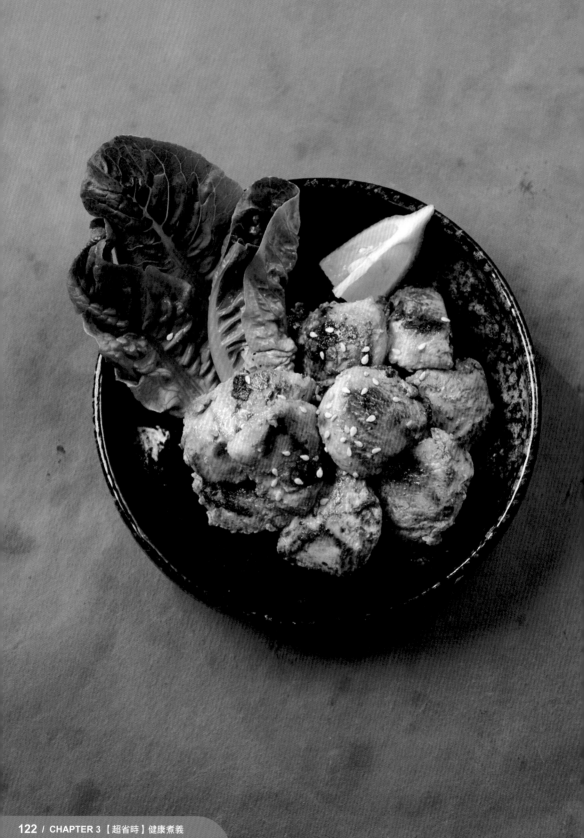

MENU 24

[雞肉料理]

鹽麴煎雞胸

or

or

15min

材 料（2 份）

雞胸肉 ... 240g（約 2 片）

油 ... 2 茶匙

調味料

油 ... 1/2 茶匙

鹽麴 ... 1¹/₂ 茶匙

清醬油 ... 1 茶匙

味醂 1 茶匙

作 法

1　雞胸肉洗淨擦乾，切成適口大小備用。

2　加入所有調味料攪拌均勻，放冰箱冷藏一個晚上入味。至少要
　　醃製 1 小時（醃製一晚更好），且放於冷藏，以保新鮮。

3　平底鍋加入油，熱鍋後將雞胸肉煎至兩面金黃，以竹籤穿透時
　　不會出現血水即可。

Tips

・鹽麴是由米麴、鹽和水混合發酵而成，含有酵素可以軟化肉質，可用於
　醃製肉類或魚類，亦可於料理時取代鹽。

・單面煎至金黃再翻面，不需反覆翻面，以免肉汁流失，肉質乾柴。亦可
　改用氣炸鍋或烤箱烹調。

營養成分 （1 份）	醣類	蛋白質	脂肪	熱量
	4.5g	28.2g	5.8g	183 大卡

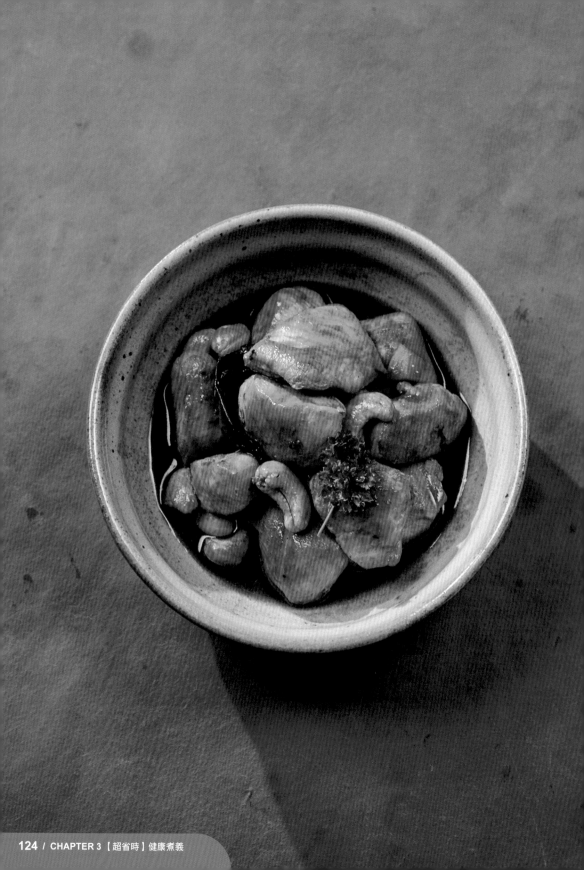

MENU
25

[雞肉料理]

蒜辣雞塊拌腰果

15min

材 料（2 份）

雞胸肉 ... 240g（約 2 片）
無調味熟腰果 ... 15g（約 8 顆）
蒜頭 ... 5g（約 1 瓣）
乾辣椒 5g ...（約 2 小根）
油 ... 1 茶匙

調味料

醬油膏 ... 2 茶匙
番茄醬 ... 2 茶匙

醃料

清醬油 ... 1 茶匙
米酒或水 ... 1 茶匙
白胡椒粉 ... 少許

作 法

1 蒜頭去膜切碎。乾辣椒切除蒂頭、切段備用。

2 雞胸肉洗淨擦乾，切成適口大小，加入醃料拌勻，醃製 30 分鐘備用。

3 平底鍋加入油，熱鍋後加入步驟 **1** 炒香。

4 加入雞肉塊炒至 8 分熟，加入調味料及水 15ml（1 湯匙）炒勻收汁。最後拌入熟腰果即完成。

Tips

· 雞肉可換成蝦仁。番茄醬最主要是中和辣度。
· 熟腰果最後加，避免吸收過多水氣而軟化。
· 乾辣椒 DIY：新鮮辣椒洗淨並晾乾，放入網袋於通風處日晒至脫水，再以低溫烘烤至乾燥，放置陰涼處保存。

營養成分（1 份）	醣類	蛋白質	脂肪	熱量
	7.7g	29.9g	8g	222.4 大卡

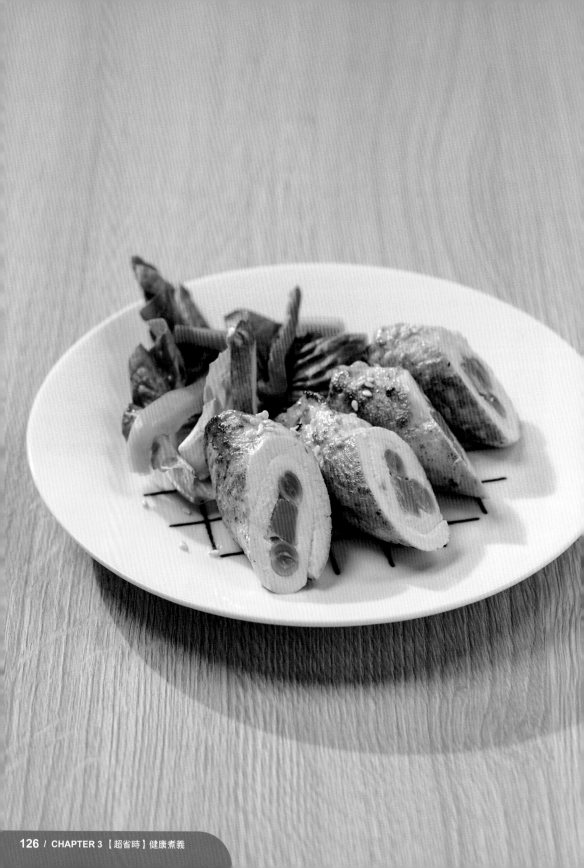

MENU 26

[雞肉料理]

蔬菜雞肉捲

25min

材料（2 份）

雞胸肉 ... 240g（約 2 片）
紅蘿蔔 ... 30g
敏豆 ... 20g
油 ... 3 茶匙

調味料

白胡椒粉 ... 少許
黑胡椒粒 ... 少許
鹽巴 ... 少許

作法

1　雞胸肉平切成兩塊，以肉錘敲平，兩面抹上少許鹽巴、白胡椒粉及 1 茶匙油，靜置 10 分鐘。

2　紅蘿蔔去皮切成細條狀，敏豆去除粗纖維洗乾淨備用。

3　取一鍋水，將步驟 2 材料煮熟，放涼備用。

4　將煮熟的蔬菜放在雞胸肉上，捲成肉捲。

5　平底加入 2 茶匙油，熱鍋後放入雞肉捲，接合面朝下，煎至金黃再翻面，將整卷雞胸肉都煎熟即完成。食用前撒上少許鹽巴及黑胡椒粒。

Tips

· 以肉錘將雞肉敲平可以增加包覆面積，同步斷筋，更好咀嚼。
· 雞肉捲到最後的接合處可以塗抹薄薄一層太白粉或麵粉，增加其黏合度。
· 雞胸肉可用去骨雞腿排替代。蔬菜也可用自己喜歡的季節時蔬替代。

營養成分（1 份）	醣類	蛋白質	脂肪	熱量
	2.6g	28.2g	5.8g	175.4 大卡

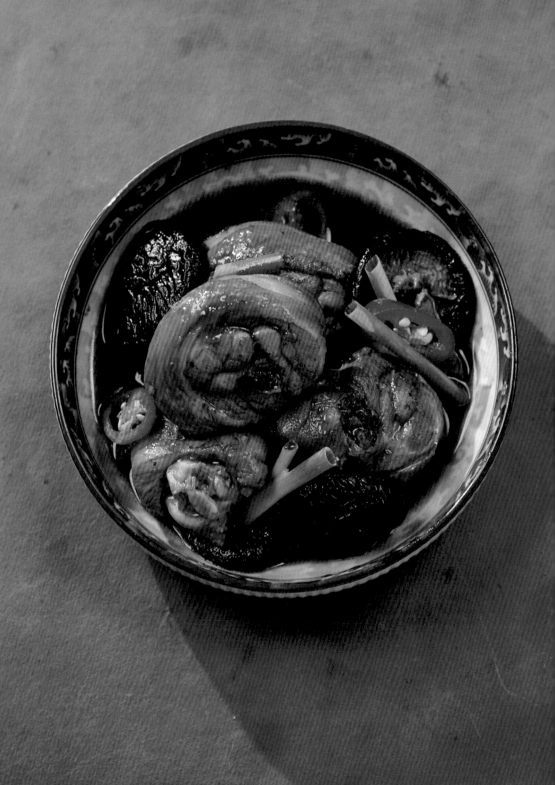

[雞肉料理]

醬燒香菇雞

25min

材 料（2 份）

帶骨雞腿 ... 300g

乾香菇 ... 15g（約 4-5 朵）

蒜頭 ... 10g（2 瓣）

薑片 ... 2-3 片

蔥 ... 少許

辣椒 ... 少許

油 ... 1/2 茶匙

黑麻油 ... 1/2 茶匙

調味料

清醬油 ... 2 茶匙

醬油膏 ... 1 湯匙

糖 ... 1 茶匙

醃料

清醬油 ... 1 茶匙

米酒 ... 1 茶匙

作 法

1　雞腿洗淨擦乾，剁成塊，以醃料略醃。

2　蒜頭去膜。蔥切段。薑及辣椒切片。乾香菇泡軟，去除蒂頭擰乾備用。

3　平底鍋或炒鍋加入 1/2 茶匙油，熱鍋後炒香蒜頭，再加入 1/2 茶匙黑麻油煸乾薑片。

4　加入香菇炒香，再加入雞肉塊炒至出油，表面略呈金黃。

5　加入所有的調味料及水 60ml（4 湯匙）煮至收汁，起鍋前加入蔥段及辣椒片拌炒即完成。

Tips

・ 黑麻油的發煙點較低，所以炒香蒜頭及薑片時，要先用 1/2 茶匙油如酪梨油略炒，才加入 1/2 茶匙黑麻油將薑煸乾。

營養成分 （1 份）	醣類	蛋白質	脂肪	熱量
	7.2g	19.5g	12.3g	217.5 大卡

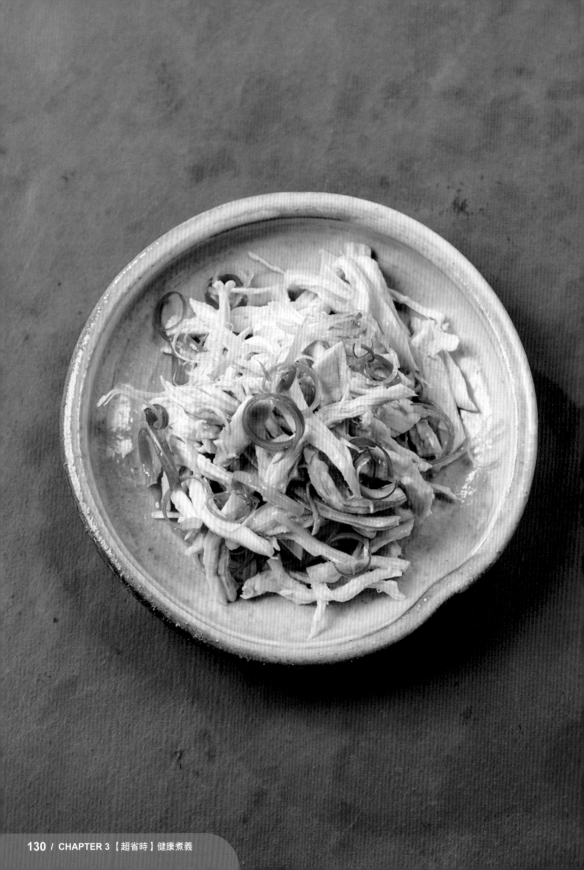

MENU
28

[雞肉料理]

蔥油嫩雞絲

30min

材 料（2 份）

雞胸肉 ... 240g（約 2 片）

青蔥 ... 20g（約 1-2 根）

薑片 ... 2 片

米酒 ... 少許

鹽 ... 少許

調味料

油 ... 2 茶匙

鹽 ... 1/4 茶匙

白胡椒粉 ... 少許

作 法

1　雞胸肉洗淨擦乾，兩面抹上薄薄一層鹽巴。

2　取一鍋冷水（水蓋過雞胸肉即可），加入薑片及少許米酒，放入雞胸肉，煮沸後熄火，蓋上鍋蓋悶 20 分鐘（雞高湯留著備用）。

3　煮熟的雞胸肉取出放涼，弄成雞絲備用。

4　青蔥洗淨切絲，放入冰水浸泡 3 分鐘，撈起瀝乾，放在雞絲上。

5　將所有調味料加上雞高湯 30ml（2 湯匙）混合均勻，取一平底鍋將調味料煮沸，趁熱淋上蔥絲即可。

Tips

・ 悶雞胸肉的時間可視雞胸肉的份量及大小增減。

・ 雞絲可用手撕，若要不沾手，也可用 2 支叉子往左右扒開。

營養成分（1 份）	醣類	蛋白質	脂肪	熱量
	1.3g	28.1g	6.8g	178.8 大卡

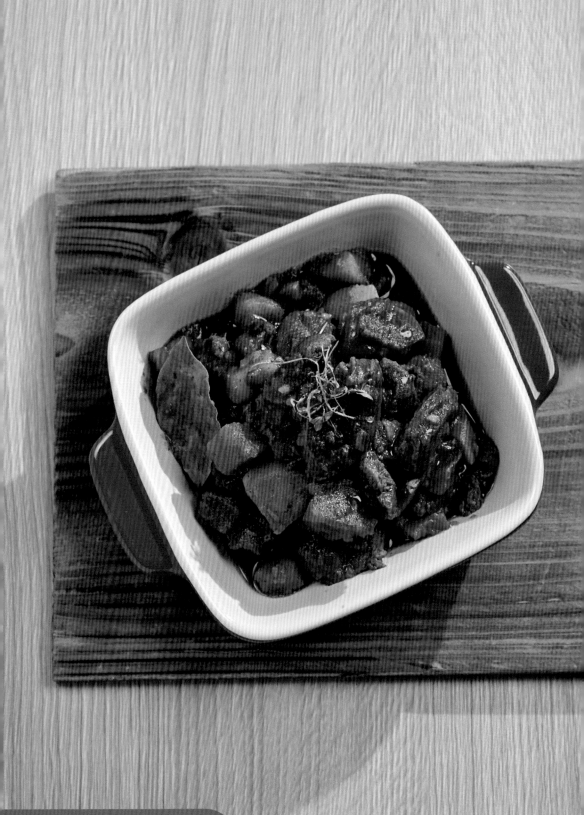

MENU 29

[牛肉料理]

紅酒燉牛肉

or

50min

材料（3份）

牛腱肉 ... 360g

馬鈴薯 ... 150g（約 1 小顆）

牛番茄 ... 150g（約中型 1 顆）

紅蘿蔔 ... 50g

洋蔥 ... 50g

紅葡萄酒（無糖）... 100ml

油 ... 2 茶匙

調味料

清醬油 ... 1 湯匙

番茄醬 ... 1 湯匙

鹽 ... 1/2 茶匙

糖 ... 1 茶匙

作法

1　將所有食材都切成塊狀（蔬菜須洗淨去皮）。

2　取一平底炒鍋，放入 1 茶匙油，熱鍋後將牛腱煎至兩面變色，推至鍋邊，再放入 1 茶匙油炒香洋蔥，續加入馬鈴薯、牛番茄、紅蘿蔔及所有調味料拌炒。

3　將材料移至燉鍋或湯鍋，加入紅葡萄酒及適量的水（約為食材的 9 分高），煮滾後轉小火，燉煮至牛肉熟軟（約 40 分鐘）。

Tips

· 馬鈴薯一開始就放入一起燉煮，是希望糊化以增加湯的濃稠感，如果要保持塊狀口感，可在燉煮中途放入。

· 懶人版做法：步驟 3 改以電鍋燉煮，外鍋加入 2 杯水。

· 如使用含糖紅葡萄酒，糖可省略不加。

營養成分 （1 份）	醣類	蛋白質	脂肪	熱量
	17.9g	26.2g	10.4g	270 大卡

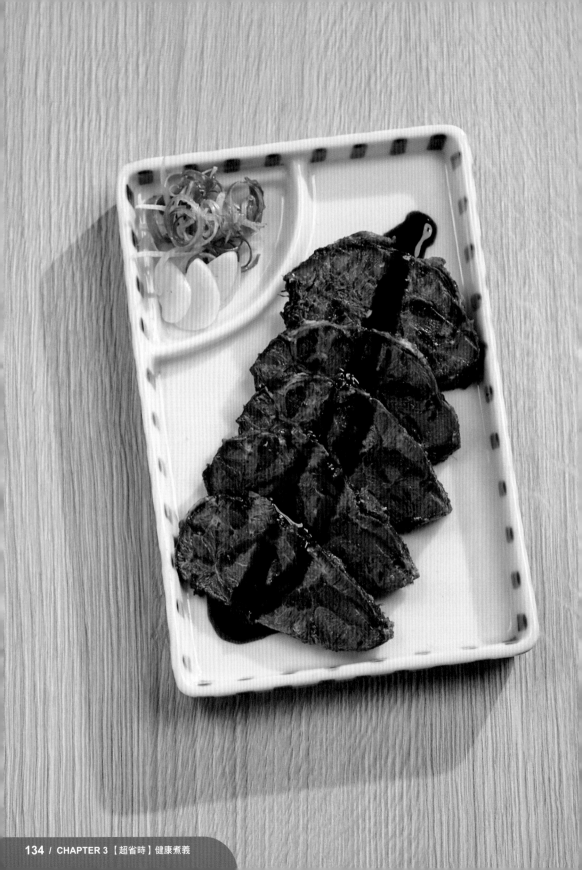

MENU
30

[牛肉料理]

滷牛腱

+

60min

材 料（8 份）

牛腱 ... 1200g

蔥 ... 30g

蒜頭 ... 10g（2 瓣）

辣椒 ... 5g（1 小根）

薑片 ... 3 片

調味料

清醬油 ... 60ml（4 湯匙）

冰糖（或二砂糖）... 1 茶匙

紹興酒（或米酒）... 45ml（3 湯匙）

鹽 ... 1 茶匙

滷包 ... 1 包

作 法

1 牛腱洗淨，去除外層的厚筋膜及多餘的脂肪。蒜頭去膜，蔥洗乾淨切除根部，薑切片，辣椒洗淨備用。

2 取一湯鍋冷水，放入牛腱，以中小火煮滾後，取出牛腱，以冷水沖淨。

3 將步驟 **2** 及 **1** 所有材料放入電鍋內鍋，再加入所有調味料（紹興酒也可省略不加）及滷包，倒入適量的水（蓋過食材），放入電鍋。

4 外鍋加入 425ml 的水 (2.5 杯)（約煮 1 小時），跳起後，用餘溫悶 1 小時（拔除電源線），取出辛香料及滷包，冷卻後放冰箱冷藏一晚，讓牛腱更入味。

5 冷藏後，取出切片，撒點蔥花即可食用。

Tips

· 滷牛腱較費時，一次可多做一些，以保鮮袋分裝每次食用份量，放入冷凍庫保存，退冰後切片以微波或電鍋復熱即可。

營養成分 （1 份）	醣類	蛋白質	脂肪	熱量
	1.8g	**30g**	**9g**	**208.2** 大卡

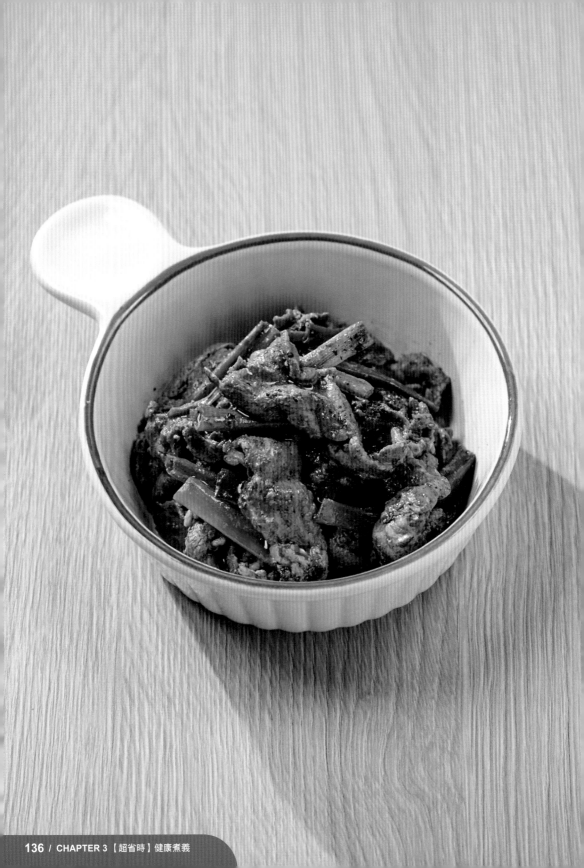

MENU
31

[牛肉料理]

黑胡椒香蔥牛肉

or

15min

材 料（1 份）

牛梅花肉片 ... 150g

青蔥 ... 30g

蒜頭 ... 10g（2 瓣）

油 ... 1/2 茶匙

調味料

清醬油 ... 1 茶匙

醬油膏 ... 1 茶匙

黑胡椒粒 ... 少許

醃料

清醬油 ... 1 茶匙

蛋白 ... 20g

油 ... 1/2 茶匙

黑胡椒粉 ... 少許

作 法

1 青蔥切除根部洗淨切段，蒜頭去膜切碎，牛梅花肉片加入醃料拌勻靜置 10 分鐘備用。

2 所有材料放入微波盒，加入調味料及 1/2 茶匙油，700W 微波 2 分鐘取出，將食物拌一拌，再微波 1 分鐘，取出靜置約 30 秒，打開微波盒蓋拌勻即可。

Tips

· 微波完成後不要馬上打開盒蓋，因為（1）蒸氣的溫度非常高，容易燙傷；（2）可利用餘溫讓食物熟得更均勻。

營養成分（1 份）	醣類	蛋白質	脂肪	熱量
	6.9g	34.1g	9.8g	252.2 大卡

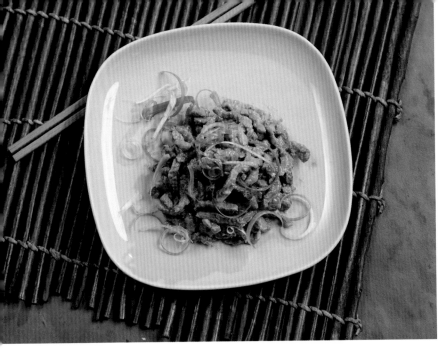

10min

MENU 32

MENU 32

[牛肉料理]

味噌牛肉絲

材 料（1份）

牛腿心肉絲 ... 150g
蔥 ... 少許
薑 ... 少許
油 ... 1 茶匙

調味料

味噌 ... 1.5 茶匙
醬油 ... 1 茶匙
糖 ... 1/2 茶匙

作 法

1 蔥及薑洗淨切絲，調味料加入水 30ml（2 湯匙）拌勻成醬汁備用。

2 平底鍋放入油，熱鍋後炒香薑絲，再放入牛肉絲拌炒至變色，加入醬汁炒至收汁。

3 食用前放上蔥絲即可，也可撒上白芝麻。

營養成分 （1份）	醣類	蛋白質	脂肪	熱量
	15.3g	29.8g	10.7g	276.7 大卡

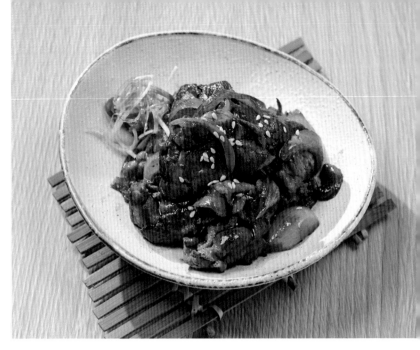

10min

MENU
33

[豬肉料理]

洋蔥梅花燒肉

材料（2份）

豬梅花肉片 ... 200g
洋蔥 ... 140g（約 1 小顆）
油 ... 1/2 茶匙

調味料

清醬油 ... 1 湯匙
味醂 ... 1 湯匙
米酒 ... 1 湯匙

作 法

1　洋蔥去皮切絲備用。

2　平底鍋加入 1/2 茶匙油，熱鍋後用小火將洋蔥炒至軟化。

3　加入豬梅花肉片續炒至肉變色，加入所有調味料及水 15ml（1 湯匙）煮至收汁即可。

4　食用前可撒少許熟白芝麻。

Tips

· 豬梅花肉片可選擇火鍋肉片，比較薄，容易入味。也可用雞肉片替代，降低熱量，口感也不同。

營養成分 （1份）	醣類 11.6g	蛋白質 20g	脂肪 15.1g	熱量 262.3 大卡

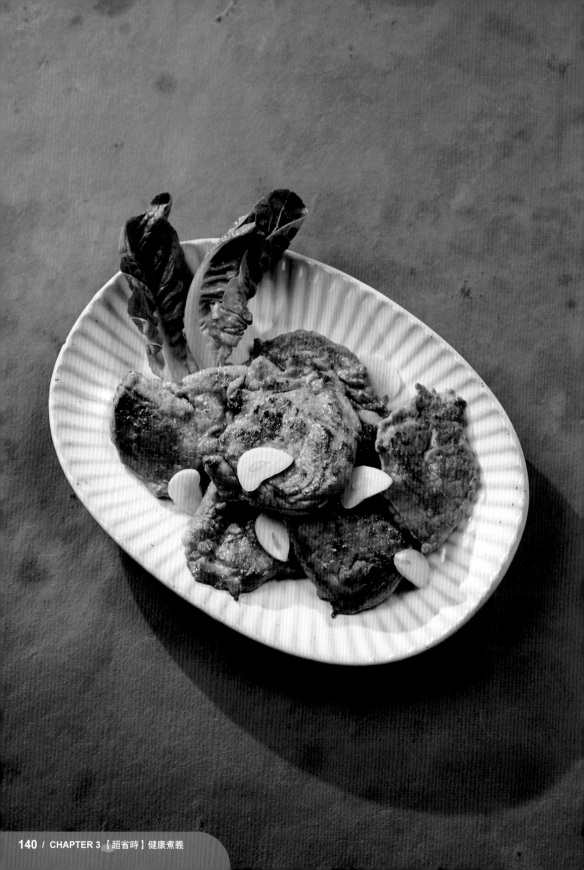

MENU 34

[豬肉料理]

古早味煎豬排

or

20min

材料（2 份）

豬小里肌肉片 ... 240g

麵粉 ... 10g

油 ... 3 茶匙

調味料

清醬油 ... 2 茶匙

味醂 ... 2 茶匙

米酒 ... 1 茶匙

蛋白 ... 15g

蒜頭 ... 5g（1 瓣）

鹽 ... 1/4 茶匙

五香粉 ... 1/4 茶匙

黑胡椒粉 ... 1/4 茶匙

作 法

1　豬小里肌洗淨擦乾，斜切成 0.5 公分厚的肉片，以肉錘拍鬆備用。

2　將步驟 1 加入所有調味料拌勻，放冷藏醃製一夜入味。

3　取出豬小里肌肉，兩面抹上薄薄一層麵粉，靜置 10 分鐘，讓麵粉反潮，增加粉的附著力。

4　平底鍋先放入 2 茶匙油，熱鍋後，將豬排煎至一面呈現金黃色，再加入 1 茶匙油，翻面續煎另一面，兩面都呈現金黃色，且以竹籤穿透無流出血水即可。

Tips

· 豬排裹粉可以增加成品色澤，也可以讓肉汁流失較少，但較容易焦化，也可以省略。

· 烹調方式也用氣炸鍋替代。

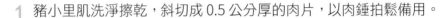

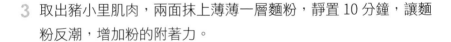

營養成分 （1 份）	醣類	蛋白質	脂肪	熱量
	8.9g	27.1g	11.5g	247.5 大卡

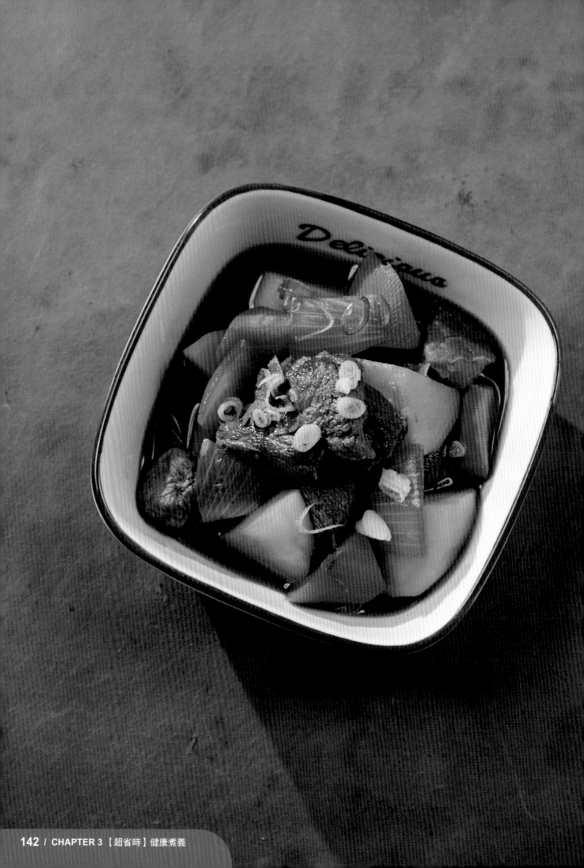

MENU 35

[豬肉料理]

馬鈴薯燉肉

+

30min

材料（2 份）

豬梅花肉 ... 200g

馬鈴薯 ... 150g

紅蘿蔔 ... 100g

洋蔥 ... 50g

油 ... 1/2 茶匙

調味料

清醬油 ... 1 湯匙

味醂 ... 1 湯匙

米酒 ... 1 湯匙

鹽 ... 少許

作 法

1 洋蔥去皮切塊。馬鈴薯及紅蘿蔔去皮切滾刀塊，馬鈴薯不要切太小，避免煮時糊化（切塊後可先放於水中避免氧化，烹調時再瀝乾）。梅花肉洗淨擦乾，切適口塊狀備用。

2 平底鍋加入 1/2 茶匙油，熱鍋後小火炒軟洋蔥。

3 加入豬梅花肉續炒至肉變色，再加入馬鈴薯及紅蘿蔔塊拌炒，加入調味料及適量的水（約食材的 9 成高度），煮滾後加少許鹽巴調整鹹度，熄火。

4 將步驟 **3** 所有食材放入電鍋內鍋，外鍋用水 170ml（1 杯）。電鍋跳起後，拔掉插頭悶 10 分鐘即可食用。也可用不鏽鋼鍋或燉鍋直接在瓦斯爐上燉煮，味道會較濃郁。

營養成分 （1 份）	醣類 **21.1g**	蛋白質 **21.8g**	脂肪 **15.3g**	熱量 **309.3** 大卡

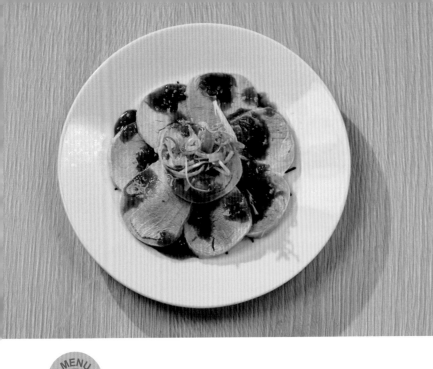

20min

MENU
36

[豬肉料理]

蒜泥豬肉片

材 料（3 份）

豬小里肌 ... 360g

調味料

蒜泥醬 ... 30g
作法詳見 ▶ 06 蒜泥醬

作 法

1　豬小里肌洗淨擦乾備用。

2　將豬小里肌放入湯鍋，加適量的水（蓋過食材），煮滾，蓋鍋蓋（要煮滾才蓋鍋蓋），以小火續煮 10 分鐘，熄火悶 30 分鐘。

3　取出豬小里肌肉放涼，切片、擺盤，淋上蒜泥醬即可食用。

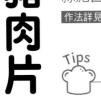
Tips

· 煮和悶的時間需視肉的大小做調整，判斷肉是否熟了，可用竹籤將肉穿透，不流出血水即可。

· 豬肉也可用雞胸肉替代（水煮雞胸肉 作法詳見 ▶ 28 蔥油嫩雞絲）。

· 蔬食者，豬肉可用煎豆包、豆腐或豆干替代。

營養成分 （1 份）	醣類	蛋白質	脂肪	熱量
	2.1g	25.7g	7.1g	175.1 大卡

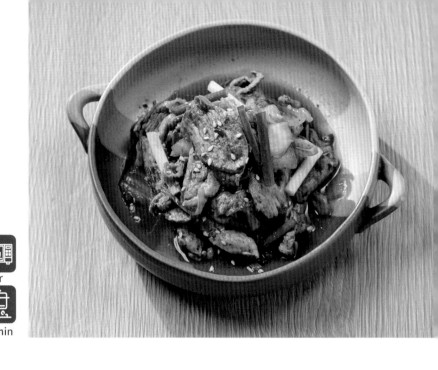

or

10min

MENU
37

[豬肉料理]

微波泡菜豬肉

材料（2份）

豬小里肌肉片 ... 240g

韓式泡菜 ... 100g

洋蔥 ... 100g

紅蘿蔔 ... 40g

蔥段 ... 少許

調味料

醬油 ... 1 茶匙

油 ... 1/2 茶匙

白胡椒粉 ... 少許

作法

1 洋蔥及紅蘿蔔去皮切成絲。豬小里
   肌洗淨擦乾，切成薄片，加入調味
   料拌勻備用。

2 將步驟 **1** 所有材料放入微波盒中，
   再加入韓式泡菜，蓋上蓋子，700W
   微波 2 分鐘，打開蓋子，拌一拌，
   再微波 1 分鐘，打開蓋子，趁熱加
   入少許蔥段即可。

營養成分 （1份）	醣類	蛋白質	脂肪	熱量
	8.5g	26.6g	7.8g	210.6 大卡

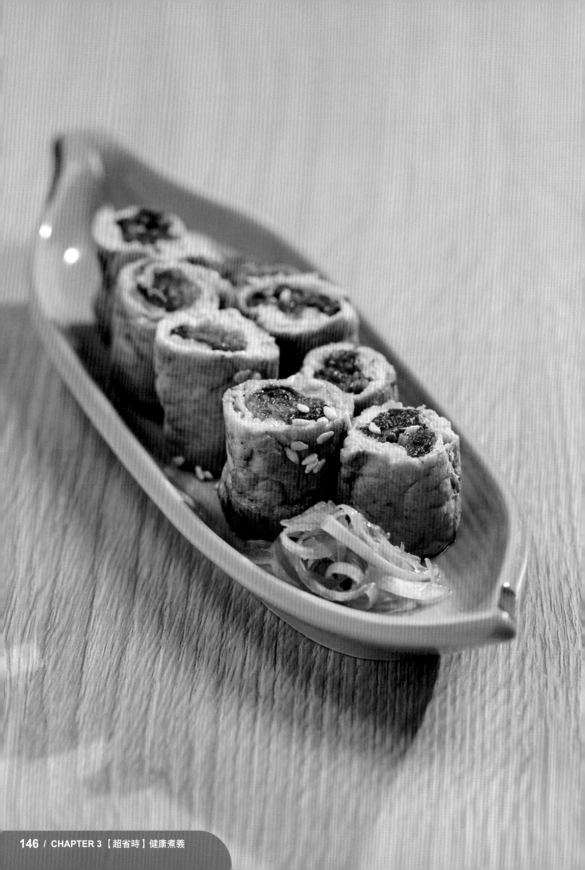

MENU 38

[豬肉料理]

菠菜肉捲

20min

材 料（2 份）

豬大里肌肉片 ... 200g

菠菜 ... 160g

麵粉 ... 少許

油 ... 1 茶匙

鹽 ... 少許

冰塊 ... 適量

調味料

清醬油 ... 2 茶匙

味醂 ... 1 茶匙

作 法

1 菠菜去除根部，整株洗淨瀝乾。

2 取一鍋水煮沸，放入菠菜汆燙，撈起放入冰水中冰鎮一下，取出擰乾備用。

3 豬肉片鋪平（如使用 2 片以上，每片間須重疊），抹上薄薄一層鹽，再抹上一層麵粉（增加食材之間的黏著性，也可用玉米粉或太白粉），放上菠菜後捲起。

4 平底鍋加入 1 茶匙油，熱鍋後再擺入菠菜肉捲（接合處朝下），底部煎定型，呈現金黃色後翻面，繼續將每一面都煎熟，加入調味料及水 15ml（1 湯匙）煮至收汁。

5 食用前將肉捲垂直對切，擺盤，撒上少許熟白芝麻即可食用。

營養成分 （1 份）	醣類	蛋白質	脂肪	熱量
	5.5g	21.1g	16.6g	255.8 大卡

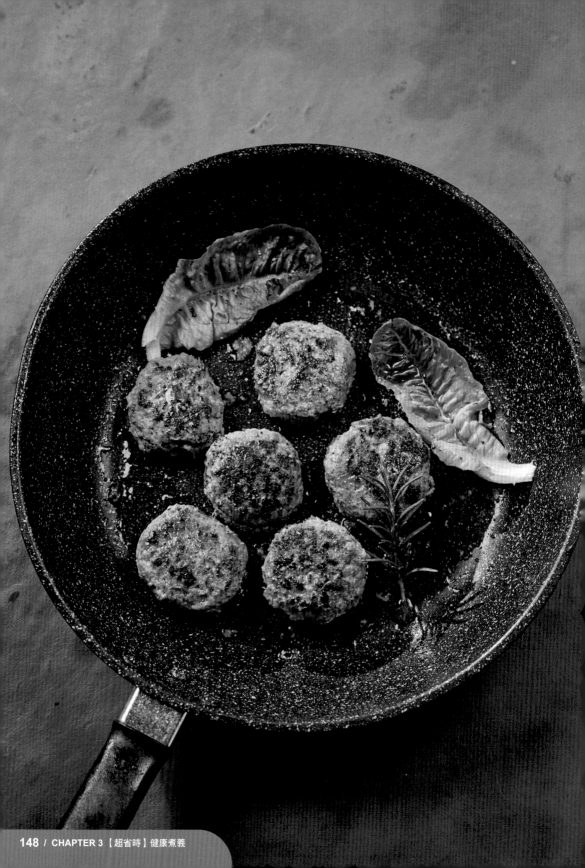

MENU 39

[豬肉料理]

豆腐豬肉漢堡排

25min

材 料（3 份）

豬絞肉 ... 200g
板豆腐 ... 100g
紅蘿蔔 ... 30g
洋蔥 ... 50g
全蛋液 ... 25g（約半顆）
油 ... 少許

調味料

清醬油 ... 1 茶匙
白胡椒粉 ... 1/4 茶匙
五香粉 ... 1/4 茶匙
玉米粉 ... 1 茶匙
糖 ... 1/2 茶匙
鹽 ... 1/2 茶匙

作 法

1 洋蔥和紅蘿蔔去皮切絲，再切成小碎丁，越細越好，這樣所有
食材容易黏著，漢堡排比較容易定型。雞蛋打散。板豆腐裝入
紗布袋中擠出水分備用（如無紗布袋，用手擠出水分即可）。

2 豬絞肉加入步驟 1 所有食材，再加入所有調味料，用手攪拌至
有黏性，捏成小肉丸。

3 平底鍋加入少許油，熱鍋後放入肉丸子，每個肉丸之間要留空
隙，煎至一面定型後（呈現金黃色）翻面，以鍋鏟輕壓，讓肉
丸變成扁圓形，再將兩面煎熟，呈現金黃色澤、肉汁開始流出
表示已熟，即可熄火。

Tips

· 豬絞肉也可以雞絞肉替代，熱量會更低。

營養成分 (1 份)	醣類	蛋白質	脂肪	熱量
	8.1g	16.7g	13.3g	218.9 大卡

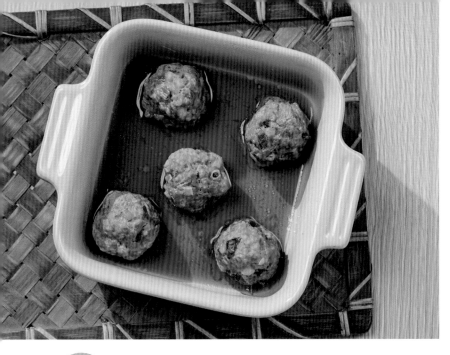

25min

MENU
40

[豬肉料理]

蔭瓜蒜香肉丸

材 料（2份）

豬絞肉 ... 200g
蔭瓜 ... 20g
青蔥 ... 20g
蒜頭 ... 5g（1瓣）
辣椒 ... 5g（1小根）
蛋白 ... 30g

調味料

清醬油 ... 1 茶匙
蔭瓜汁 ... 1 茶匙
白胡椒粉 ... 少許

作 法

1 青蔥去除根部洗淨，切蔥花。蒜頭去膜切碎，辣椒去除蒂頭切碎，蔭瓜壓碎備用。（不吃辣，辣椒可省略）

2 豬絞肉加入步驟 1 所有食材、蛋白及所有調味料，用手攪拌至有黏性，捏成約直徑 3 公分肉丸子。

3 取一瓷盤將肉丸依序排好，每顆中間需有空隙，放入電鍋，外鍋放入 1 杯水，蒸至電鍋開關跳起即可。肉丸蒸熟就好，蒸太久肉會乾柴。

營養成分（1份）	醣類	蛋白質	脂肪	熱量
	4.8g	21.2g	14.6g	235.4 大卡

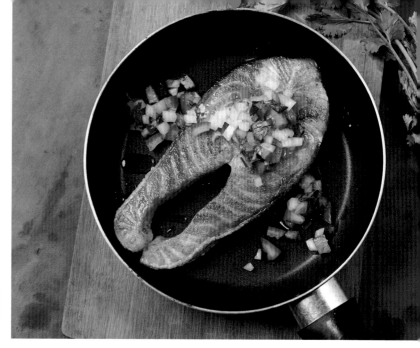

15min

MENU
41

[海鮮料理]

莎莎醬鮭魚排

材 料（2 份）

鮭魚排 ... 240g
鹽 ... 少許

調味料

莎莎醬 ... 40g
作法詳見 ▶ 08 莎莎醬

Tips

作 法

1 鮭魚排洗淨擦乾，抹上薄薄一層鹽巴備用。

2 將鮭魚排放入不沾平底鍋（不加油），煎到一面呈現金黃色再煎另一面，且用筷子可以穿透即可。

3 盛出擺盤，食用前淋上莎莎醬即成。

· 鮭魚本身油脂含量較高，會出油，所以使用不沾平底鍋煎不用再加其他食用油。
· 魚的水分一定要擦乾，以免高溫的油遇到水氣產生油爆。沒有莎莎醬，食用前撒上少許海鹽及黑胡椒粒也很合適。

營養成分 （1 份）	醣類	蛋白質	脂肪	熱量
	1.4g	24.4g	18.9g	273.3 大卡

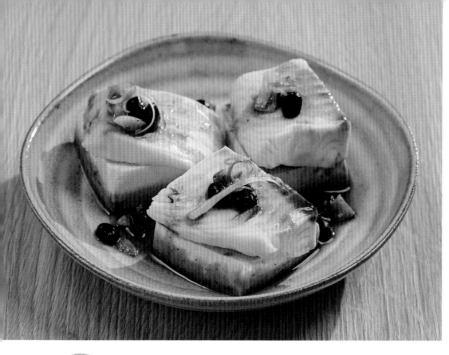

20min

MENU
42

[海鮮料理]

豆腐蒸鯛魚

材料（2份）

鯛魚排 ... 200g
板豆腐 ... 150g
蒜頭 ... 5g（1瓣）
鹽 ... 少許
蔥 ... 少許

調味料

豆豉 ... 2茶匙
清醬油 ... 2茶匙

作法

1　蒜頭去膜，用刀背壓碎。蔥去除根部，洗淨切絲。鯛魚排洗淨擦乾，抹上薄薄一層鹽巴，切塊備用。

2　板豆腐洗淨擦乾，切片，平鋪在瓷盤底部，再鋪上鯛魚塊，加入調味料及蒜頭，放入電鍋，外鍋用140ml水（8分滿米杯），蒸熟，食用前灑上蔥絲即可。鯛魚蒸熟即取出，勿蒸太久，否則肉質容易過柴。

營養成分（1份）	醣類	蛋白質	脂肪	熱量
	8.4g	25.1g	6.7g	194.3 大卡

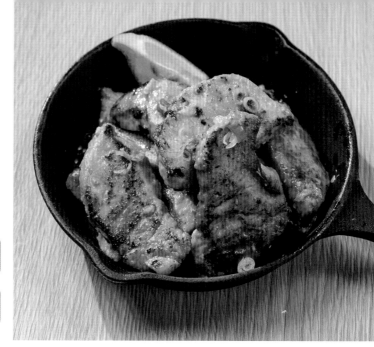

or

20min

MENU
43

[海鮮料理]

香酥旗魚

材 料（2 份）

旗魚排 ... 240g

木薯粉（地瓜粉）... 10g

蒜頭 ... 5g（1 瓣）

油 ... 少許

調味料

清醬油 ... 2 茶匙

醬油膏 ... 1 茶匙

白胡椒粉 ... 1/4 茶匙

米酒 ... 1 茶匙

油 ... 1 茶匙

作 法

1 蒜頭去膜切碎末，旗魚排洗淨擦乾切塊備用。

2 旗魚塊加入蒜末及所有調味料拌勻，放入冷藏一晚入味或冷藏靜置 30 分鐘以上。

3 步驟 **2** 醃好的旗魚塊加入木薯粉拌勻，放入氣炸鍋，排放整齊，中間要有距離，噴油，先氣炸 150 度 8 分鐘，再 170 度 3 分鐘。

Tips

· 旗魚沒有油脂，在醃製中拌入少許食用油，烹調後口感比較不會乾澀。

· 旗魚也可以用雞胸肉取代。

營養成分（1 份）	醣類	蛋白質	脂肪	熱量
	7.9g	31.8g	4.1g	195.7 大卡

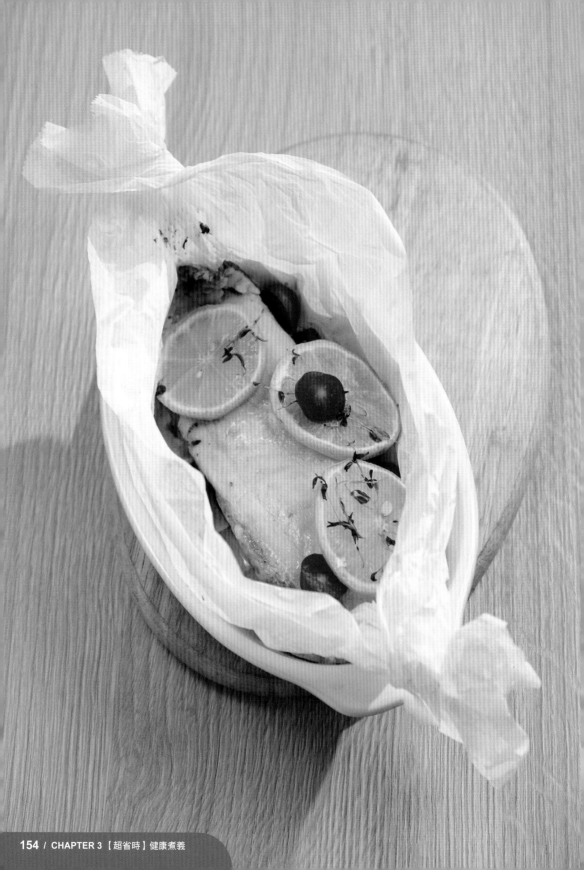

MENU 44

[海鮮料理]

紙包檸檬魚

20min

材料（2 份）

鯛魚排 ... 300g
洋蔥 ... 80g
小番茄 ... 50g（約 5 顆）
黃檸檬 ... 半顆
蒜頭 ... 10g（2 瓣）
橄欖油 ... 1 茶匙
百里香葉 ... 少許
烘焙紙

調味料

鹽 ... 1/4 茶匙
黑胡椒粒 ... 少許

作法

1 洋蔥去皮切絲，蒜頭去膜切碎，黃檸檬洗淨去除頭尾切片，百
里香葉洗淨晾乾，小番茄洗淨對切。鯛魚排洗淨擦乾，抹上薄
薄一層鹽備用。

2 取一張烘焙紙（足以將所有食材完整包起來大小），依序鋪上
洋蔥絲、蒜頭、百里香、鯛魚片（不用切片）、黃檸檬片，再
擺入小番茄，淋上橄欖油，撒上鹽巴及黑胡椒粒，將烘焙紙包
起來。

3 氣炸鍋氣炸 150 度 10-15 分鐘，取出即成（氣炸的時間需視
魚的厚度及份量調整）。

Tips

· 鯛魚也可以用鮭魚、鱸魚等替代。
· 無新鮮香草，也可以用乾燥的香草或義式綜合香料。
· 黃檸檬也可以換成金棗或綠檸檬，但使用綠檸檬比較會有苦味。
· 也可用烤箱或微波爐，烤箱預熱 150 度烤 10-15 分鐘，或食材放入微波
盒，700W 微波約 3 分鐘。

營養成分 （1 份）	醣類	蛋白質	脂肪	熱量
	9.4g	27.9g	7.8g	219.4 大卡

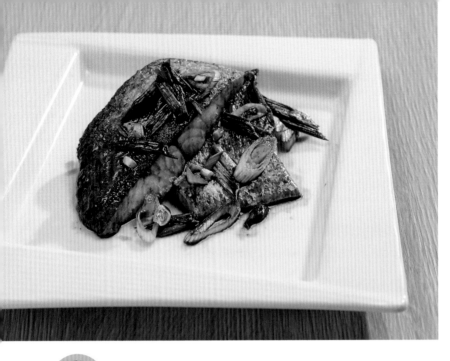

20min

[海鮮料理]

醬燒鱸魚排

材料（2 份）

鱸魚排 ... 280g

青蒜 ... 40g

油 ... 1 茶匙

鹽 ... 少許

調味料

清醬油 ... 1 湯匙

味醂 ... 1 茶匙

米酒 ... 1 湯匙

作 法

1 青蒜去除根部及黃葉，洗淨，斜切成段。
鱸魚排洗淨擦乾，兩面抹上薄薄一層鹽巴
備用。

2 不沾鍋加入油 1 茶匙，熱鍋後放入鱸魚排，
煎到一面金黃色，再翻面續煎另一面至金
黃。

3 加入所有調味料及水 15ml（1 湯匙）煮入
味，中間魚排需翻面，讓魚較容易入味。
最後加入青蒜，煮到收汁即可。

Tips

· 鱸魚排也可以用鮭魚排或是雞腿排替代。

營養成分 （1 份）	醣類	蛋白質	脂肪	熱量
	6g	28.6g	4.2g	176.2 大卡

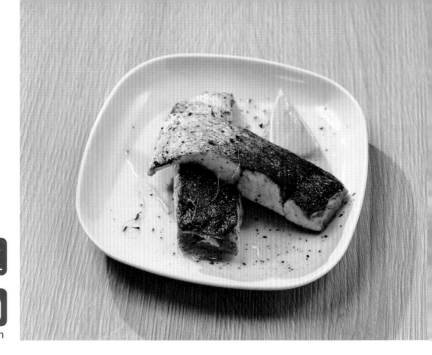

or

15min

MENU
46

[海鮮料理]

椒鹽鱸魚排

材 料（2 份）

鱸魚排 ... 280g
麵粉 ... 5g
油 ... 少許
鹽 ... 1/4 茶匙

調味料

黑胡椒粒 ... 少許

作 法

1 鱸魚排洗淨擦乾，兩面抹上薄薄一層鹽巴，靜置 10 分鐘。

2 鱸魚排兩面抹上麵粉，噴油，放入氣炸鍋，先氣炸 150 度 8 分鐘，再 170 度 3 分鐘。

3 撒上黑胡椒粒，即可食用。

Tips

· 黑胡椒粒也可以用七味粉、義式綜合香料替代，以變換口味。
· 氣炸時間需視魚排的厚度調整。

營養成分（1 份）	醣類	蛋白質	脂肪	熱量
	3.2g	28.1g	3.4g	155.8 大卡

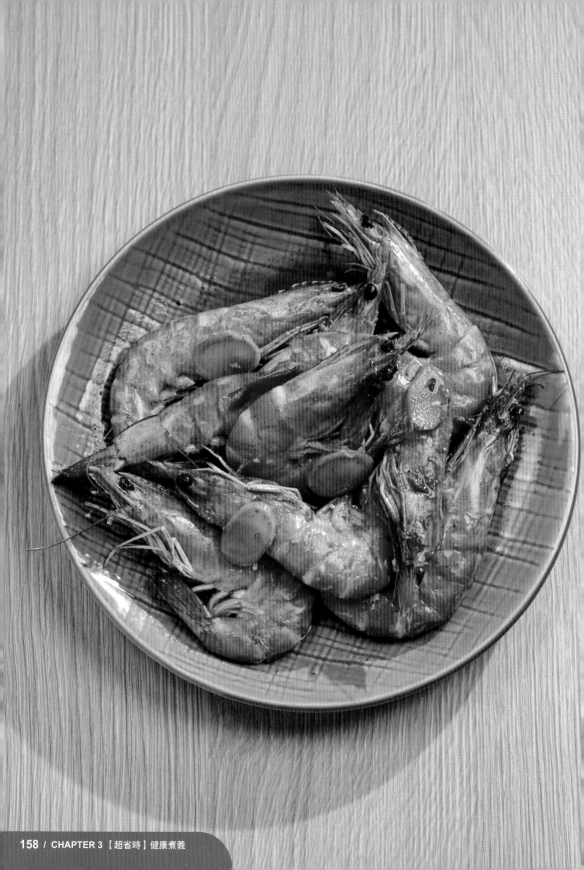

MENU 47

[海鮮料理]

啤酒蒸甜蝦

or

15min

材料（2 份）

帶殼白蝦 ... 350g（約 10 隻）

啤酒 ... 30ml（2 湯匙）

薑片 ... 2-3 片

鹽 ... 1/4 茶匙

作法

1　薑洗乾淨切片。蝦子洗淨，剪掉蝦槍及過長的鬚，去除腸泥備用。

2　將蝦子、薑片、啤酒及鹽巴放入容器中，放入電鍋，外鍋加入水 85ml(半杯) 蒸熟即可。

3　直接食用或搭配薑醋沾醬。 作法詳見 07 薑醋沾醬

Tips

· 加熱過的啤酒，沒了苦味和酒味，反而有香味和甜味，增添料理風味。

· 可用瓦斯爐替代電鍋，鍋子蓋上鍋蓋悶煮，煮的時間不需太久，蝦子變色熟了即可，以免影響口感。

營養成分（1 份）	醣類	蛋白質	脂肪	熱量
	0g	21.9g	1g	96.6 大卡

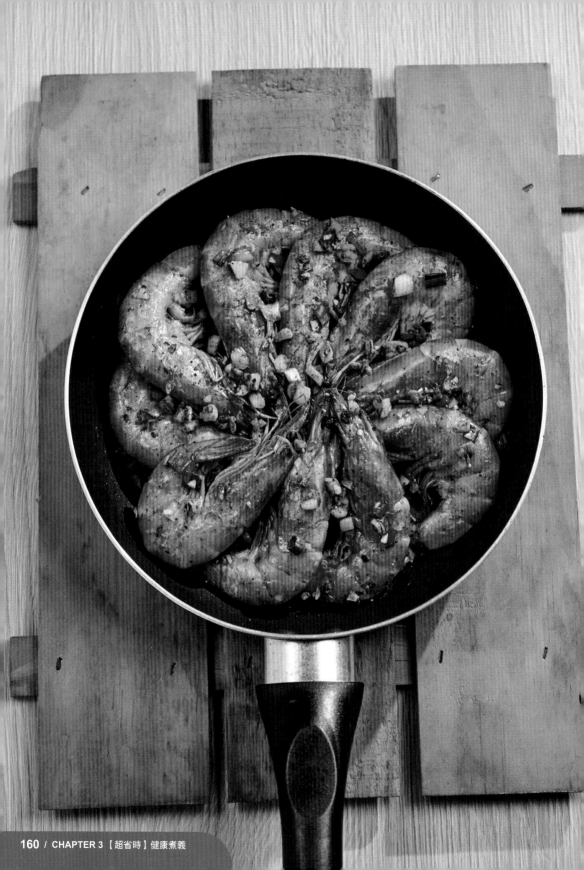

[海鮮料理]

黑胡椒蒜香蝦

🍲
15min

材 料（2 份）

帶殼白蝦 ... 350g（約 10 隻）

蒜頭 ... 10g（2 瓣）

青蔥 ... 20g

辣椒 ... 5g（1 小根）

米酒 ... 2 茶匙

油 ... 1 茶匙

白芝麻油 ... 1 茶匙

調味料

鹽 ... 1/4 茶匙

黑胡椒粉 ... 1/2 茶匙

作 法

1　蒜頭去膜切碎。青蔥切除根部去除黃葉，切成蔥花。辣椒洗淨，切除蒂頭切碎備用。

2　蝦子洗淨，剪掉蝦槍及過長的鬚，去除腸泥（用牙籤從蝦仁第 2 節處，輕輕將其挑出拉起），加入米酒拌勻備用。注意，蝦槍在蝦頭上，長又尖，如不去除，烹煮或食用時很容易被刺傷。

3　調味料拌勻備用。

4　炒鍋加入油 1 茶匙，熱鍋後將蝦子炒至 8 分熟（變成紅色），再加入白芝麻油 1 茶匙及調味料拌炒，最後加入步驟 1 所有辛香料，拌炒均勻即可。

營養成分 （1 份）	醣類	蛋白質	脂肪	熱量
	1.9g	22.4g	3.5g	128.7 大卡

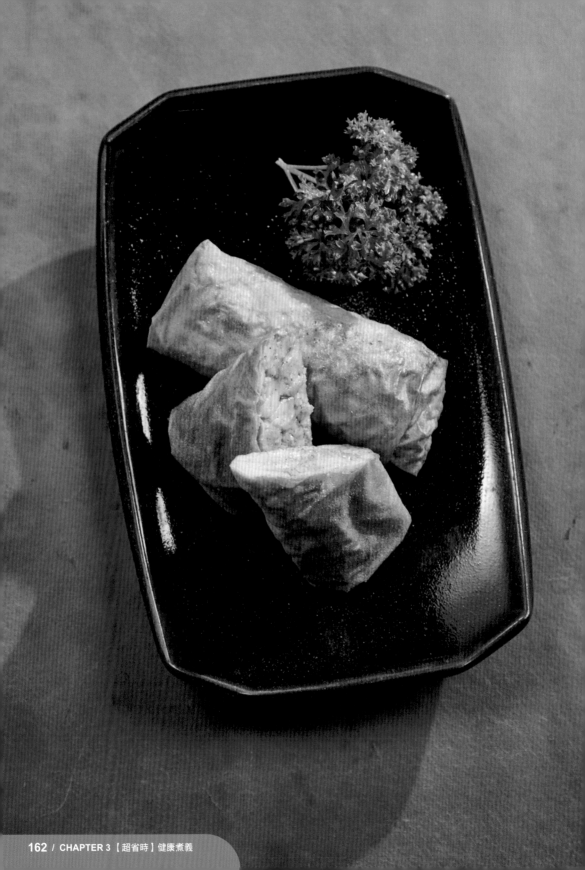

MENU
49

[海鮮料理]

千張蝦肉捲

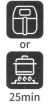

or

25min

材 料（2 份）

白蝦仁 ... 120g

豬絞肉 ... 120g

全蛋液 ... 25g（1/2 顆）

千張皮 ... 3 張

青蔥 ... 20g

米酒 ... 1 茶匙

油 ... 少許

鹽 ... 少許

調味料

味醂 ... 2 茶匙

鹽 ... 1/4 茶匙

白胡椒粉 ... 1/4 茶匙

作 法

1　青蔥切除根部，去除黃葉，切成蔥花備用。

2　蝦仁洗淨擦乾，加入米酒 1 茶匙及鹽少許拌勻，切成小丁備用。

3　豬絞肉加入水 15ml（1 湯匙）攪拌至有黏性（打水），再加入步驟 2 的蝦丁及蔥花、蛋液及調味料攪拌均勻。

4　取一張千張皮，將步驟 3 拌好的肉泥適量（約 1/3）放在千張皮 1/3 處，千張皮四周抹些水或麵糊，捲到一半，收邊，再捲起來。

5　兩面噴少許油，放入氣炸鍋，捲與捲之間須留空間，先氣炸 150 度 10 分鐘，再 170 度 3 分鐘。（氣炸的時間需視蝦肉捲的大小調整）

Tips

· 肉類富含蛋白質，蛋白質的吸水性強，經過打水過程，能吸收更大量水分，吃起來會比較鮮嫩多汁。肉類打水時，除了要同一方向攪拌，水也要分次加，等水被肉吸收了再繼續加。

營養成分（1 份）	醣類	蛋白質	脂肪	熱量
	3.9g	26.9g	11.8g	229.4 大卡

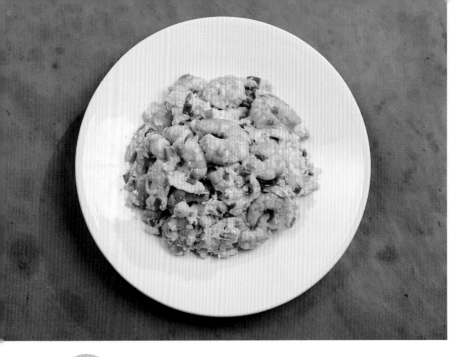

10min

MENU
50

[海鮮料理]

蔥蛋蝦仁

材 料（2 份）

白蝦仁 ... 160g
雞蛋 ... 120g（約 2 顆）
青蔥 ... 30g
米酒 ... 1 茶匙
油 ... 1 茶匙
鹽 ... 少許

調味料

鹽 ... 1/4 茶匙
白胡椒粉 ... 少許

作 法

1　青蔥切除根部，去除黃葉，切成蔥花，加入雞蛋及調味料，打散拌勻備用

2　蝦仁去除腸泥（用牙籤從蝦仁第 2 節處，輕輕將其挑出拉起），加入米酒 1 茶匙及少許鹽巴拌勻備用。

3　平底鍋加入油 1 茶匙，熱鍋後將蝦仁煎至 8 分熟，倒入蛋液，迅速翻炒到蛋液凝固即可關火。

營養成分 （1 份）	醣類	蛋白質	脂肪	熱量
	1.8g	24g	7.7g	172.5 大卡

不想吃肉篇

依舊吃得到滿滿蛋白質

蔬食主義者或長期吃素的人，
一不小心就會忽略蛋白質攝取。
試著依照食物特性去搭配、
利用植物性蛋白質來補充，
才能避免營養攝取不均的問題！

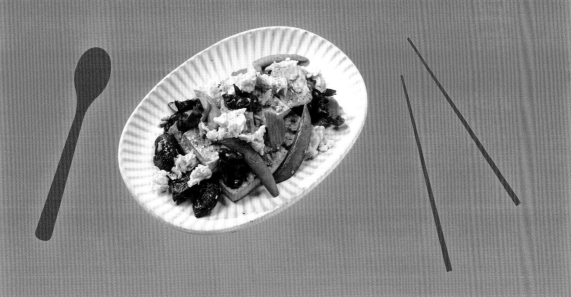

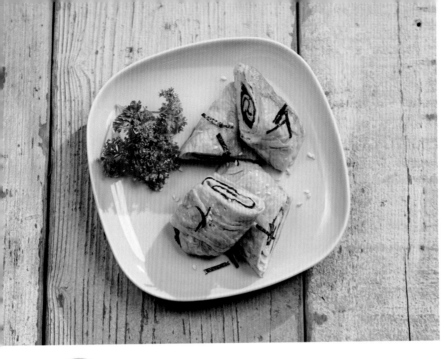

15min

MENU
51

海苔豆包捲

材料（2 份）

生豆皮 ... 200g
燒海苔 ... 1.5 片
油 ... 1 茶匙
玉米粉 ... 少許
椒鹽 ... 少許

作法

1 生豆皮打開鋪平，抹上薄薄的玉米粉（增加黏著性，也可用太白粉和麵粉），放上 1/2 片海苔捲起來。

2 平底鍋先加入 1/2 茶匙油，熱鍋後放入豆皮捲（接合面朝下），煎到呈金黃色再翻面，再加入 1/2 茶匙油，將四面都煎到金黃即可。

3 對切盛盤，食用時撒上椒鹽或沾番茄醬、醬油皆可。

Tips

· 生豆包很容易吃油，煎的時候油分 2 次加入，吸油量會比較均勻，也可以減少烹調用油的量。

營養成分 （1 份）	醣類 3.2g	蛋白質 26.2g	脂肪 13.6g	熱量 240 大卡

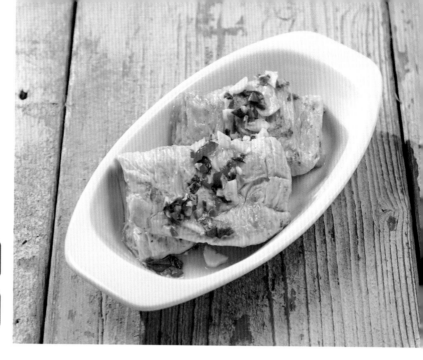

or

15min

MENU
52

泰式酸辣豆包

材料（3份）

生豆皮 ... 300g

蒜頭 ... 15g（3 瓣）

辣椒 ... 5g（1 小根）

芫荽 ... 10g

油 ... 1 茶匙

調味料

魚露 ... 2 茶匙

糖 ... 1/2 茶匙

檸檬汁 ... 2 湯匙

作 法

1 蒜頭去膜切碎，辣椒洗淨去蒂頭切碎；芫荽去除根部及老葉洗淨晾乾，切小段備用。

2 蒜頭、辣椒及芫荽加入調味料，拌勻做成醬料。

3 平底鍋先加入 1/2 茶匙油，熱鍋後，將生豆皮一面煎至金黃，推到鍋邊，再加入 1/2 茶匙油，將豆皮另一面煎至金黃後盛出。

4 食用時將醬料淋在豆皮上即可。

Tips

· 若不喜歡芫荽味道可省略，或以九層塔、薄荷替代。

營養成分 （1 份）	醣類 5.1g	蛋白質 26g	脂肪 12.7g	熱量 238.7 大卡

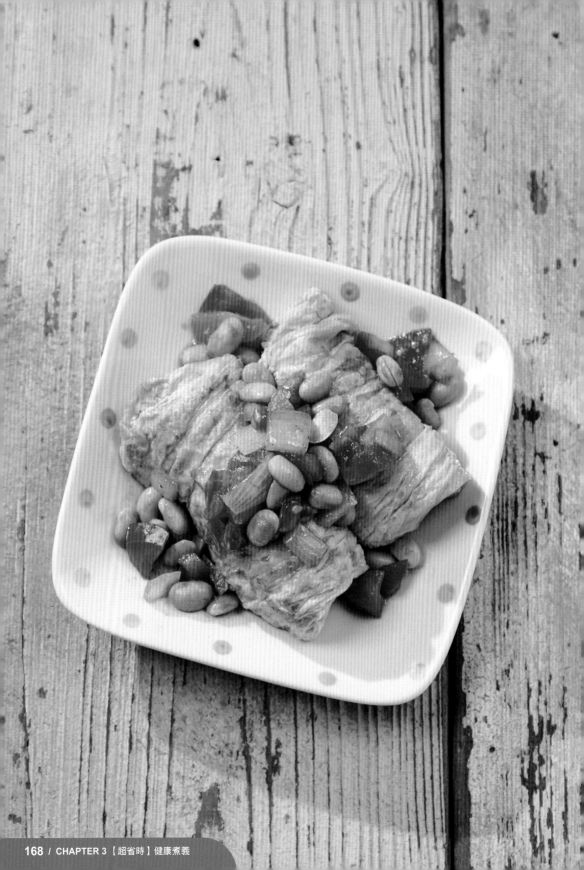

MENU 53

茄汁豆包

15min

材 料（2 份）

生豆皮 ... 140g
洋蔥 ... 30g
牛番茄 ... 60g
冷凍熟毛豆仁 ... 30g
油 ... 1 茶匙

調味料

番茄醬 ... 1 湯匙
清醬油 ... 2 茶匙
糖 ... 1/2 茶匙

作 法

1　洋蔥去皮切丁，牛番茄洗淨去除蒂頭切丁，冷凍熟毛豆沖水退冰備用。

2　平底鍋加入 1/2 茶匙油，熱鍋後放入豆皮，煎至金黃翻面，將兩面都煎到金黃，盛出備用。

3　同一鍋再加入 1/2 茶匙油，加入洋蔥拌炒出香氣，再加入牛番茄、毛豆仁、調味料及 1 湯匙水拌炒後，盛出淋在煎熟的豆皮上即可。

Tips

・ 蔬食料理較缺乏蛋白質，在配菜上可以搭配豆類如毛豆補充。

營養成分 （1 份）	醣類	蛋白質	脂肪	熱量
	11.4g	20.7g	10.8g	225.6 大卡

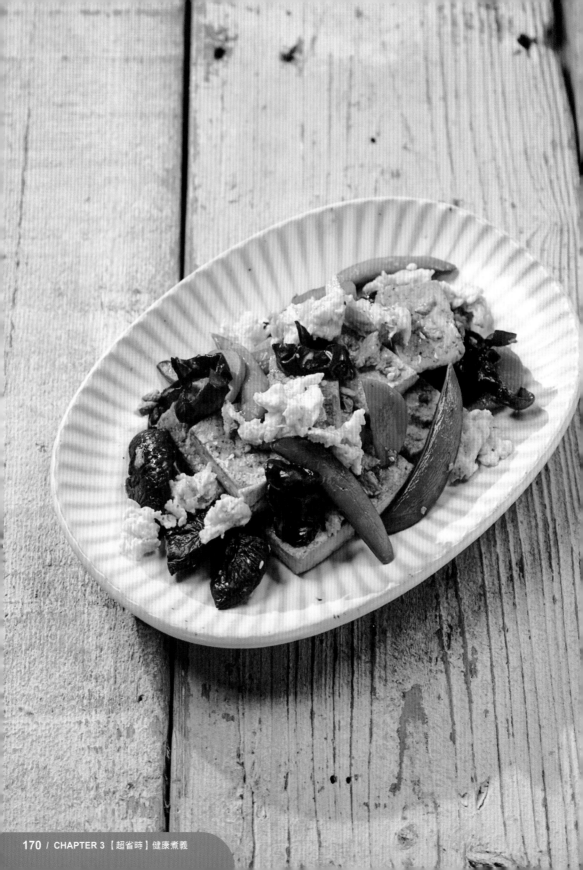

MENU 54

家常豆腐

15min

材 料（2 份）

板豆腐 ... 200g

雞蛋 ... 60g（約 1 顆）

紅蘿蔔 ... 30g

乾香菇 ... 10g（約 2-3 朵）

新鮮木耳 ... 30g

甜豌豆 ... 40g

油 ... 1 茶匙

白芝麻油 ... 1/2 茶匙

調味料

醬油膏 ... 2 茶匙

清醬油 ... 1 茶匙

味醂 ... 1 茶匙

作 法

1　板豆腐洗淨擦乾切塊，紅蘿蔔去皮切片狀後再對切成半圓形，乾香菇泡水軟化後對切（泡香菇水留著備用），木耳沖洗淨切絲，甜豌豆洗淨去除粗老纖維備用。

2　平底鍋加入 1/2 茶匙油，熱鍋後，將豆腐煎到兩面金黃後推到鍋邊；再加入 1/2 茶匙油，炒香雞蛋、香菇、紅蘿蔔、木耳、甜豌豆後，再加入煎好的豆腐、調味料及少許香菇水，煮至收汁，最後再淋上 1/2 茶匙白芝麻油即可。

Tips

· 雞蛋除了可以增加料理的香氣及口味層次，也可以補充蔬食料理較易缺乏的蛋白質。

營養成分 （1 份）	醣類	蛋白質	脂肪	熱量
	17.7g	**14.1g**	**9.7g**	**214.5** 大卡

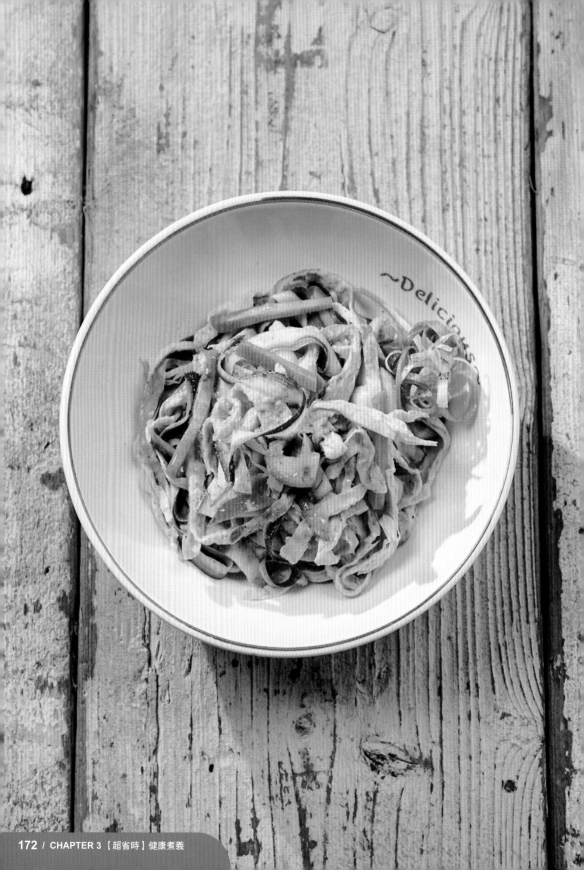

櫛瓜炒豆皮

15min

材料（2份）

生豆皮 ... 140g

櫛瓜 ... 200g

雞蛋 ... 60g（約1顆）

紅蘿蔔 ... 50g

油 ... 1 茶匙

芫荽 ... 少許

調味料

清醬油 ... 1 茶匙

鹽 ... 1/4 茶匙

白胡椒粉 ... 少許

作法

1　櫛瓜洗淨，去除頭尾，用刨刀刨成長條狀；紅蘿蔔去皮切絲，雞蛋打散備用。

2　平底鍋加入 1/2 茶匙油，熱鍋後，將生豆皮兩面煎熟盛出，待涼後切絲備用，再炒雞蛋盛出備用。

3　同一鍋再加入 1/2 茶匙油，先炒紅蘿蔔絲，再加入櫛瓜拌炒，炒至櫛瓜軟化（不需加水，櫛瓜會略出水）。

4　加入步驟 2 的熟豆皮及雞蛋，再加入清醬油、鹽拌炒，盛盤後，灑點白胡椒粉，加上芫荽即可。

Tips

· 櫛瓜本身含有水分，所以炒時毋需加水，蓋上鍋蓋，很快就能熟軟，若加水反而會使口感軟爛。

營養成分 （1份）	醣類	蛋白質	脂肪	熱量
	7.2g	23.5g	12.4g	234.4 大卡

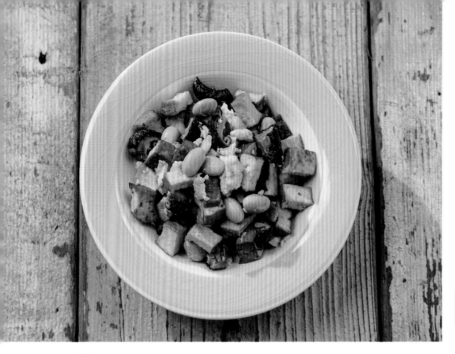

15min

MENU
56

炒四色

材 料（2份）

小方豆干 ... 150g
冷凍熟毛豆仁 ... 50g
乾香菇 ... 10g（約2-3朵）
雞蛋 ... 120g（約2顆）
油 ... 1 茶匙
白芝麻油 ... 1/2 茶匙

調味料

鹽 ... 1/4 茶匙
味醂 ... 1 茶匙
白胡椒粉 ... 少許

作 法

1　小方豆乾洗淨汆燙，放涼後切成丁；冷凍熟毛豆仁沖水瀝乾；乾香菇泡水，軟化後擰乾切丁（泡香菇水留著備用）；雞蛋打散備用。

2　平底鍋加入油 1 茶匙，熱鍋後，依序炒香雞蛋、豆干、香菇及毛豆仁，加入香菇水 15ml(1 湯匙) 及調味料拌炒均勻，最後淋上 1/2 茶匙白芝麻油即完成。

Tips

· 也可加入紅椒、黃椒或紅蘿蔔做變化，讓色彩更豐富。

營養成分 （1份）	醣類 9.9g	蛋白質 24g	脂肪 15.5g	熱量 275.1 大卡

美味配菜篇

增加飽足感，減重更有感

健康飲食也可以「很美味」！
本篇料理不僅能增加餐盤豐富度，
還能補足主菜不足的蛋白質。
最重要的是有滿滿的膳食纖維，
飽足感增加、不挨餓也瘦得了！

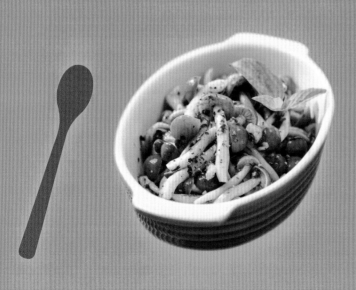

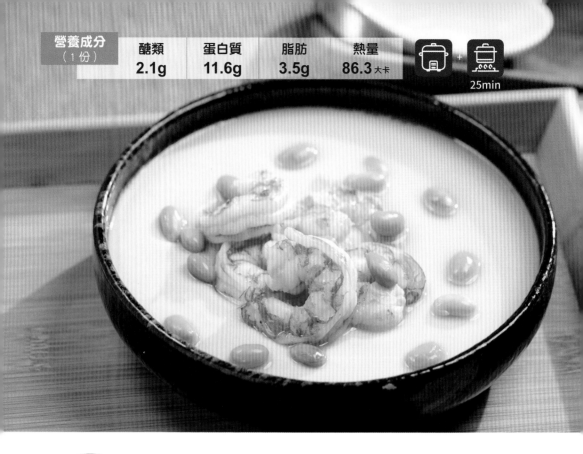

營養成分 (1份)	醣類 2.1g	蛋白質 11.6g	脂肪 3.5g	熱量 86.3 大卡

25min

MENU 57

鮮蝦毛豆蒸蛋

材料（3份）

雞蛋 ... 120g（約 2 顆）

白蝦蝦仁 ... 80g

冷凍熟毛豆仁 ... 30g

高湯 ... 100ml

水 ... 100ml

Tips

· 高湯以水替代也可以，加
  入鹽巴適當調味即可。

· 蝦仁開背即以刀子輕輕在
  背部從頭到尾劃一刀，開
  背後的蝦仁煮熟後會自然
  捲曲如蝦球。

作法

1 蝦仁洗淨開背。毛豆仁及蝦仁分別
   加熱燙熟備用。

2 雞蛋去殼打散，加入高湯及水，以
   濾網過濾兩次，倒入瓷碗，撈去表
   面泡沫。

3 電鍋外鍋放入水 170ml(1 杯)，按下
   開關，待冒煙後，放入蛋液，蓋上
   蓋子，架一根筷子留一點縫隙（降
   低蒸的溫度，避免因高溫膨脹過快，
   造成孔洞，影響口感）。

4 蒸約 5-8 分鐘後，表面已呈凝固狀，
   此時放入步驟 1 材料，繼續蒸至電
   鍋開關跳起即可。

MENU 58

紅蘿蔔蛋捲

15min

材料（3份）

雞蛋 ... 180g（約3顆）
紅蘿蔔 ... 60g
蔥花 ... 少許
油 ... 1 茶匙
水 ... 10ml

調味料

鹽巴 ... 1/4 茶匙
白胡椒粉 ... 少許

作法

1 紅蘿蔔削皮，以刨刀刨成絲，先以微波爐 700W 微波 2 分鐘。

2 雞蛋去殼打散，加入蔥花、水 10ml（2 茶匙）、調味料和步驟 **1** 的紅蘿蔔，攪拌均勻。

3 玉子燒鍋加入 1/3 茶匙油，倒入 1/3 蛋液，蛋液快凝固時捲起，推到鍋邊。

4 再加入 1/3 茶匙油，倒入 1/3 蛋液，蛋液快凝固時捲起，推到鍋邊。

5 重複 **4** 的步驟，捲成蛋捲即完成。

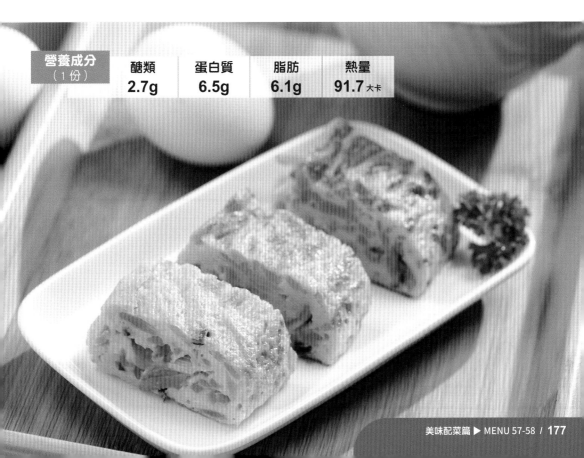

營養成分 （1份）	醣類 2.7g	蛋白質 6.5g	脂肪 6.1g	熱量 91.7 大卡

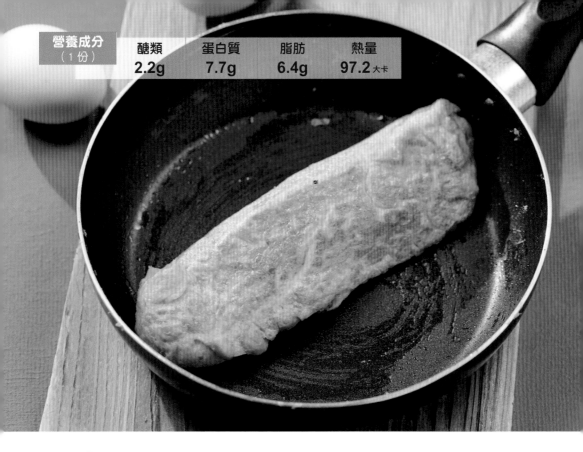

營養成分 （1份）	醣類 2.2g	蛋白質 7.7g	脂肪 6.4g	熱量 97.2 大卡

MENU
59

毛豆蛋捲

10min

材料（3份）

雞蛋 ... 180g（約 3 顆）
冷凍熟毛豆仁 ... 30g
油 ... 1 茶匙
水 ... 10ml

調味料

鹽巴 ... 1/4 茶匙
白胡椒粉 ... 少許

Tips

· 若擔心蛋捲內蛋液未完全
　熟，捲好蛋捲後不要馬上
　熄火，以小火再略為加熱
　即可。

作法

1　冷凍熟毛豆仁用水沖洗瀝乾。

2　雞蛋去殼打散，加入毛豆仁、水
　10ml（2 茶匙）及所有調味料，攪
　拌均勻。

3　平底鍋加入油 1 茶匙，熱鍋後倒入
　步驟 2 材料，一倒入蛋液，就用筷
　子迅速畫圈圈（可讓蛋液均勻受熱，
　加速熟成）。

4　用鍋鏟將蛋液抹平，待蛋液快凝固
　時，以鍋鏟捲成蛋捲狀。要趁蛋液
　還沒完全凝固時捲成蛋捲，否則無
　法成形。

MENU 60

菇菇起司蛋捲

材料（3 份）

雞蛋 ... 180g（約 3 顆）
洋菇 ... 40g
低脂起司片 ... 1 片
油 ... 1 茶匙
水 ... 10ml

調味料

鹽巴 ... 1/4 茶匙
白胡椒粉 ... 少許
黑胡椒粒 ... 少許

15min

作法

1 洋菇洗淨切片備用。

2 雞蛋去殼打散，加入水 10ml（2 茶匙）
及鹽、白胡椒粉，攪拌均勻。

3 平底鍋加入 1/2 茶匙油，放入洋菇片，
將其煸香後盛出備用。注意，煸洋菇
時不要一直翻面，以免容易出水，乾
煸才能帶出菇的香氣。

4 再加入 1/2 茶匙油，倒入步驟 2 蛋液，
用筷子迅速畫圈使其均勻受熱，然後
用鍋鏟將蛋液抹平。

5 放上步驟 3 熟洋菇及起司片，灑點黑
胡椒粒，捲起即完成。

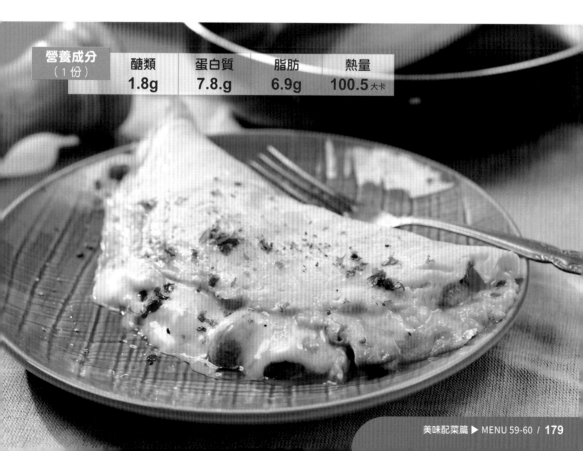

營養成分（1 份）	醣類	蛋白質	脂肪	熱量
	1.8g	7.8.g	6.9g	100.5 大卡

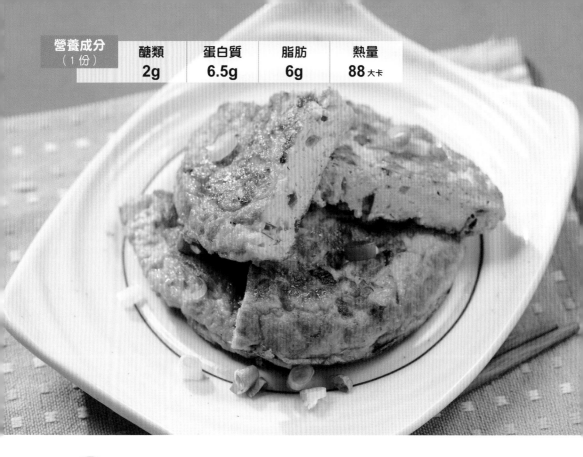

營養成分 （1 份）	醣類 2g	蛋白質 6.5g	脂肪 6g	熱量 88 大卡

MENU
61

古早味蔥花蛋

材料（3 份）

雞蛋 ... 180g（約 3 顆）

青蔥 ... 30g（約 2 根）

油 ... 1 茶匙

水 ... 10ml

調味料

醬油膏 ... 1 茶匙

鹽 ... 少許

白胡椒粉 ... 少許

10min

作法

1 青蔥洗淨，切成蔥花備用。

2 雞蛋去殼打散，加入水 10ml（2 茶匙）及調味料，攪拌均勻。

3 平底鍋加入油 1/2 茶匙，熱鍋，加入蔥花炒香後盛起，放入蛋液中攪拌均勻。

4 鍋中加入 1/2 茶匙油，倒入蛋液，蓋上鍋蓋，待蛋液凝固後翻面，兩面煎至金黃即可。

MENU
62

西式炒蛋

5min

材料（2份）

雞蛋 ... 120g（約 2 顆）

牛奶 ... 10ml（2 茶匙）

油 ... 1/2 茶匙

調味料

鹽 ... 少許

白胡椒粉 ... 少許

作法

1 雞蛋打入大碗中，加入牛奶及所有調味料攪拌均勻。

2 不沾鍋加入油，熱鍋後將步驟 **1** 蛋液倒入。

3 以筷子或鍋鏟快速畫圈，蛋液凝固但未全熟時即可盛出。

Tips

· 蛋液加入牛奶會讓口感更滑嫩。

· 煮這道菜速度要快，煮太久雞蛋就熟透了，所以蛋液凝固就要趕快盛出，不然鍋子的餘溫很快就會將蛋煮熟。

營養成分（1份）	醣類	蛋白質	脂肪	熱量
	1.1g	6.4g	5.6g	80.4 大卡

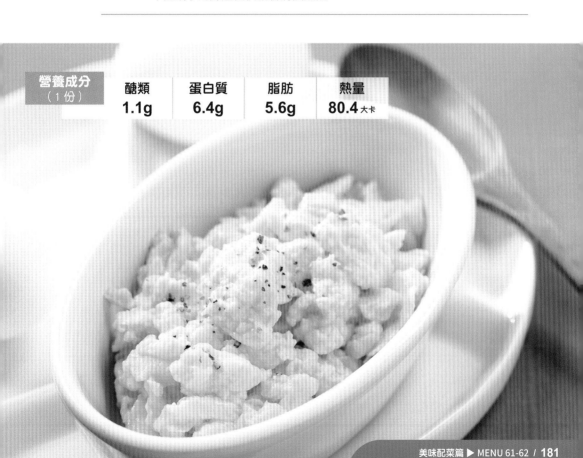

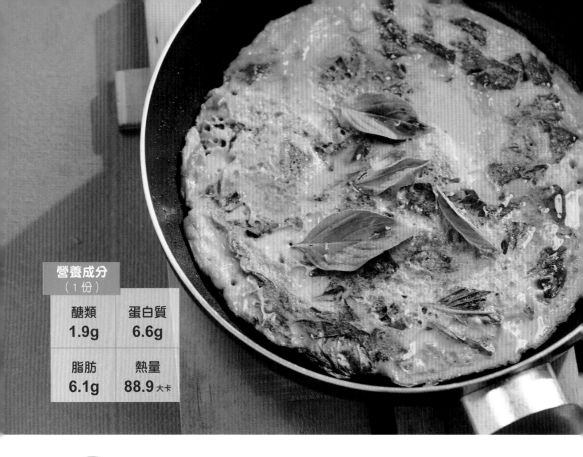

營養成分 （1份）	
醣類 1.9g	蛋白質 6.6g
脂肪 6.1g	熱量 88.9 大卡

MENU
63

九層塔蛋

10min

材 料（3份）

雞蛋 ... 180g（約 3 顆）
九層塔葉 ... 20g
油 ... 1 茶匙
水 ... 10ml

調味料

清醬油 ... 1 茶匙
鹽 ... 少許
白胡椒粉 ... 少許

作 法

1 雞蛋打入碗中，加入水 10ml（2 茶匙）及調味料攪拌均勻。

2 九層塔去梗，葉子洗淨瀝乾，切成小片狀，加入步驟 **1** 蛋液中，以筷子拌勻。

3 平底鍋加入 1/2 茶匙油，熱鍋後倒入蛋液。

4 蓋上鍋蓋，待蛋液凝固後開蓋翻面，再加入 1/2 茶匙油，兩面煎至金黃即可。注意，蓋鍋蓋後爐火不要太大，以免燒焦，喜歡「恰恰」的口感，可以在打開鍋蓋後，再加大爐火將兩面煎到金黃。

MENU 64

沙茶蔥蛋

5min

材料（2份）

雞蛋 ... 120g（約2顆）
蔥 ... 20g（約1根）
油 ... 1/2 茶匙

調味料

沙茶醬 ... 1 茶匙
清醬油 ... 2 茶匙

作法

1　雞蛋打入碗中，以筷子攪散備用；蔥洗淨，切成蔥花備用。（蔥花也可用九層塔或蒜苗替換，各有不同風味）

2　平底鍋加入油 1/2 茶匙，熱鍋後再加入沙茶醬炒香。

3　倒入蛋液，均勻翻炒，將蛋炒熟。

4　加入清醬油，拌炒均勻。

5　最後撒上蔥花略為拌炒即可。

營養成分（1份）	醣類	蛋白質	脂肪	熱量
	3.8g	7g	7.2g	108 大卡

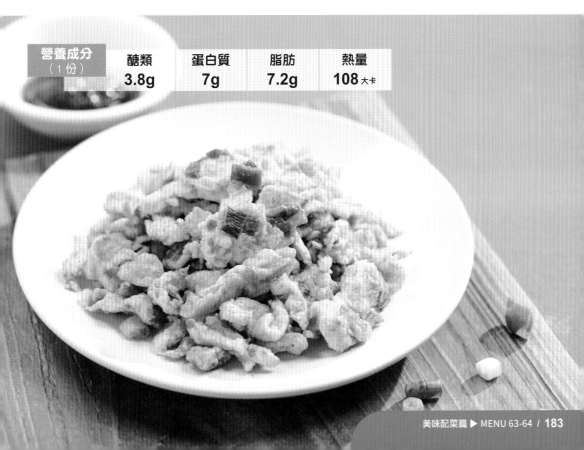

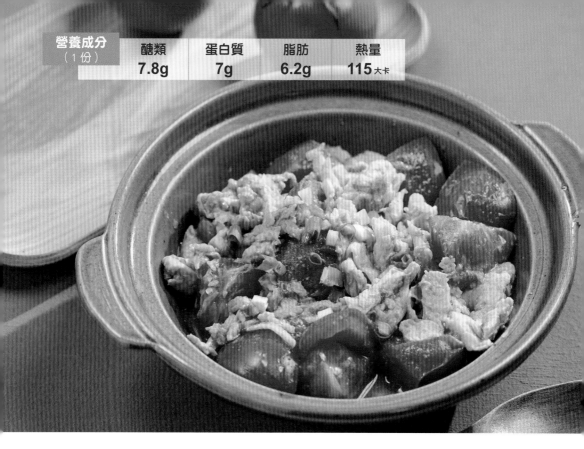

營養成分 （1 份）	醣類 7.8g	蛋白質 7g	脂肪 6.2g	熱量 115 大卡

MENU
65

番茄炒蛋

10min

材料（3 份）

雞蛋 ... 180g（約 3 顆）
牛番茄 ... 300g（約 2 顆）
蔥花 ... 少許
油 ... 1 茶匙
水 ...30ml

調味料

番茄醬 ... 1 湯匙
味醂 ... 1 茶匙
烏醋 ... 2 茶匙
鹽 ... 少許
糖 ... 1/4 茶匙

作法

1　牛番茄洗乾淨去除蒂頭切塊；雞蛋在碗中打散備用。

2　平底鍋加入油 1 茶匙，熱鍋，倒入蛋液炒香，盛出備用。

3　同一鍋再加入番茄塊及水 30ml（2湯匙），將番茄煮熟軟後，加入步驟 2 炒好的蛋及調味料（此時還不加鹽），拌炒均勻，最後再加鹽調整鹹度，撒上蔥花。

Tips

· 若喜歡偏甜口味，除了牛番茄，也可加入一些小番茄。

MENU 66

香煎板豆腐

10min

材料（3 份）

板豆腐 ... 300g（約 1 盒）
蒜頭 ... 10g（約 2 瓣）
辣椒 ... 5g（約 1 小根）
油 ... 1 茶匙

調味料

清醬油 ... 1 茶匙
醬油膏 ... 1 茶匙
糖 ... 1/4 茶匙
香油 ... 1/2 茶匙

作法

1 蒜頭去膜切碎；辣椒洗淨切碎備用。

2 板豆腐擦乾，切成小正方形（約長寬各 3 公分）備用。需將板豆腐擦乾是因為，若帶水氣入鍋，水遇熱油產生油爆，容易燙傷。

3 平底鍋加入油 1 茶匙，熱鍋後，整齊的放入切好的板豆腐。

4 待一面煎至呈現金黃色後再翻面，兩面都煎至金黃後，盛出擺入盤中。

5 切碎的蒜頭及辣椒加入所有調味料，攪拌均勻，淋在煎好板豆腐上即可食用。

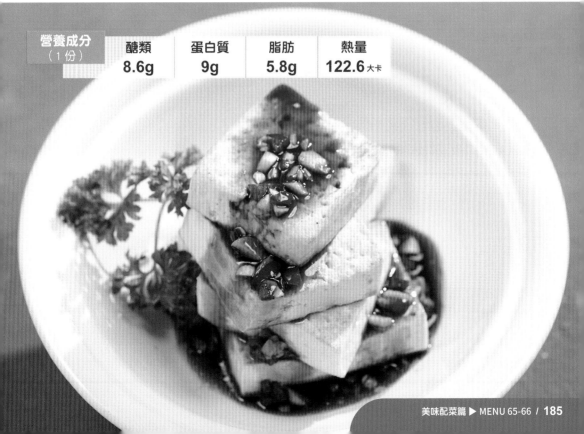

營養成分（1 份）	醣類	蛋白質	脂肪	熱量
	8.6g	9g	5.8g	122.6 大卡

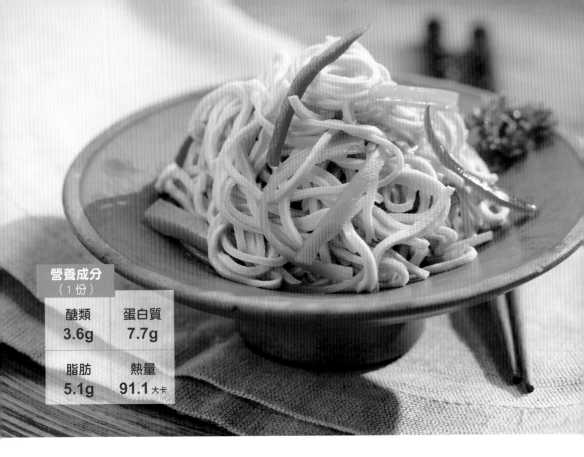

營養成分
（1 份）

醣類	蛋白質
3.6g	7.7g
脂肪	熱量
5.1g	91.1 大卡

MENU 67

涼拌豆干絲

10min

材料（3 份）

豆干絲 ... 120g
紅蘿蔔 ... 20g
芹菜 ... 20g
蒜頭 ... 10g（約 2 瓣）
辣椒 ... 少許

調味料

白芝麻油 ... 1 茶匙
白胡椒粉 ... 少許
鹽 ... 1/2 茶匙

作 法

1 紅蘿蔔去皮，先切片再切成絲；芹菜切絲，蒜頭磨成泥備用。

2 將豆干絲、紅蘿蔔絲及芹菜絲燙熟後，以冰塊水冰鎮。

3 蒜泥加入少許開水調成蒜汁，加入步驟 **2** 瀝乾的食材，再加入調味料，將所有食材拌勻，便可直接食用，或冷藏後再吃皆可。

Tips

· 冰鎮，即是將煮熟的食材或生菜放入冰塊水中，目的是讓食物的口感更扎實或爽脆。

MENU 68

蒜香毛豆仁

 10min

材料（3份）

冷凍熟毛豆仁 ... 150g
蒜頭 ... 10g（2瓣）

調味料

白芝麻油 ... 1茶匙
鹽巴 ... 1/4茶匙

作法

1　冷凍熟毛豆仁沖水後備用；蒜頭去膜切碎。

2　取一湯鍋，加水煮滾後，放入熟毛豆仁汆燙（煮至水再次沸騰即可），撈起瀝乾。

3　毛豆仁加蒜末，再加入調味料拌勻即可食用。

 Tips

· 冷凍熟毛豆可直接烹調，不須退冰。若因水氣而結塊（冰），可以清水沖過、分開，比較容易烹煮。

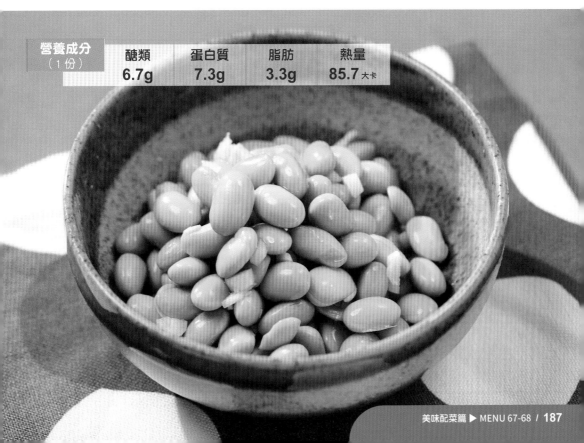

營養成分 （1份）	醣類	蛋白質	脂肪	熱量
	6.7g	7.3g	3.3g	85.7 大卡

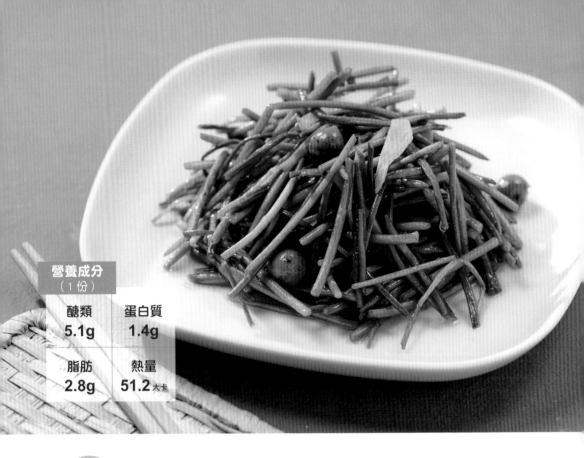

營養成分 （1 份）	
醣類 **5.1g**	蛋白質 **1.4g**
脂肪 **2.8g**	熱量 **51.2**大卡

MENU
69

樹子炒水蓮

10min

材 料（2 份）

水蓮菜 ... 200g（約 1 包）
甘樹子 ... 15g（約 1 湯匙）
油 ... 1 茶匙
薑 ... 少許
水 ... 15ml

調味料

鹽 ... 少許

作 法

1　水蓮菜去除根部，洗淨切段；薑切成絲備用。

2　平底鍋加入油，熱鍋後加入薑絲炒香，再加入水蓮菜、甘樹子及水 15ml（1 湯匙），蓋上鍋蓋，煮至熟軟後，加入少許鹽巴調整鹹度即可。

Tips

・甘樹子本身已經有鹹度，最後添加的鹽巴適量即可。

塔香杏鮑菇

10min

材料（3 份）

杏鮑菇 ... 180g
九層塔 ... 10g
蒜頭 ... 5g（1 瓣）
油 ... 1 茶匙
黑麻油 ... 1/2 茶匙

調味料

清醬油 ... 2 茶匙
醬油膏 ... 2 茶匙
糖 ... 1/4 茶匙

作 法

1　杏鮑菇滾刀切，蒜頭去膜切碎，九層塔葉洗淨瀝乾備用。

2　平底鍋或炒鍋加入油，熱鍋後炒香蒜頭及乾煎切好的杏鮑菇，煎至杏鮑菇略為出水縮小。

3　加入調味料及水 15ml（1 湯匙）拌炒入味，最後再加入九層塔葉快速拌炒並淋上黑麻油，即可起鍋。

Tips

・滾刀切是基本刀工之一，切的時候刀不動，只轉動食材，切出來即為滾刀塊。滾刀塊食材接觸調味料的面積較多，較容易入味。

・杏鮑菇不加水乾煎，可煎出菇類的香氣並維持較 Q 彈口感，但因為無水少油，火力不要太大，蓋鍋蓋，適當翻面，過度翻炒容易出水。

營養成分（1 份）	醣類	蛋白質	脂肪	熱量
	7.5g	2.2g	1.9g	55.9 大卡

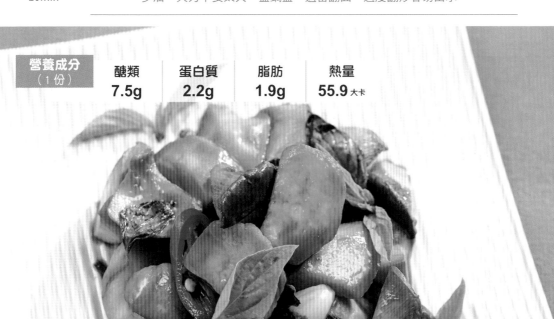

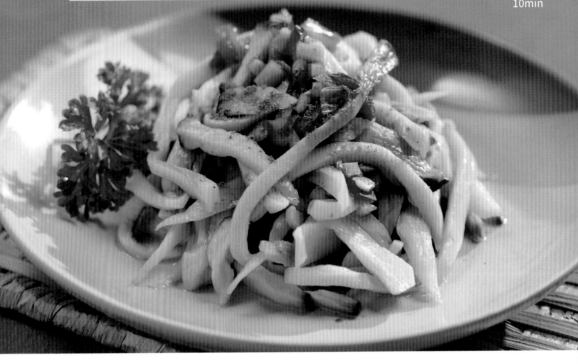

MENU 71

蒜辣杏鮑菇

材料（3 份）

杏鮑菇 ... 180g
蒜頭 ... 5g（1 瓣）
辣椒 ... 5g（1 小根）

調味料

清醬油 ... 2 茶匙
蠔油 ... 1 茶匙
白醋 ... 1 茶匙
花椒粉 ... 少許
白芝麻油 ... 1 茶匙
糖 ... 1/4 茶匙

作法

1 蒜頭去膜切末，辣椒洗淨切碎，加入所有調味料拌勻備用。

2 杏鮑菇順著紋路用手撕成條狀，放入微波盒蓋上蓋子，700W 微波 2 分鐘，將水分瀝乾。杏鮑菇不要撕太細才有口感，微波也可改用汆燙、電鍋蒸或乾炒。

3 將步驟 1 調味料加入杏鮑條拌勻即完成，食用時可以撒點白芝麻或蔥花。

Tips

· 微波盒的使用是否蓋上蓋子，須依說明操作，一般加熱用保鮮微波盒，微波時通常會需要留空隙。

蠔油雙菇

10min

材料（3份）

新鮮香菇 ... 100g（約6朵）

洋菇 ... 100g（約9朵）

蒜頭 ... 5g（1瓣）

油 ... 1 茶匙

水 ... 30ml

調味料

醬油膏 ... 1 茶匙

蠔油 ... 2 茶匙

味醂 ... 1 茶匙

作法

1 香菇和洋菇洗淨去蒂，蒜頭去膜切碎備用。

2 平底鍋或炒鍋加入油 1 茶匙，熱鍋後，先炒香蒜頭，再加入香菇及洋菇乾煎。

3 香菇及洋菇煎至縮小略為出水後，加入所有調味料及水 30ml（2 湯匙），煮至收汁即可。

Tips

· 收汁就是將醬汁濃縮，讓食材更入味。這邊使用的是蒸發收汁，在烹煮的過程中加強火力，將水分蒸發，使醬汁濃縮。

營養成分（1份）	醣類 5.2g	蛋白質 2.3g	脂肪 1.8g	熱量 46.2 大卡

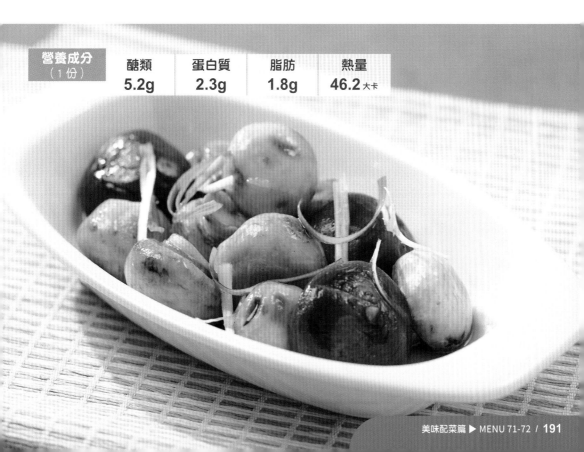

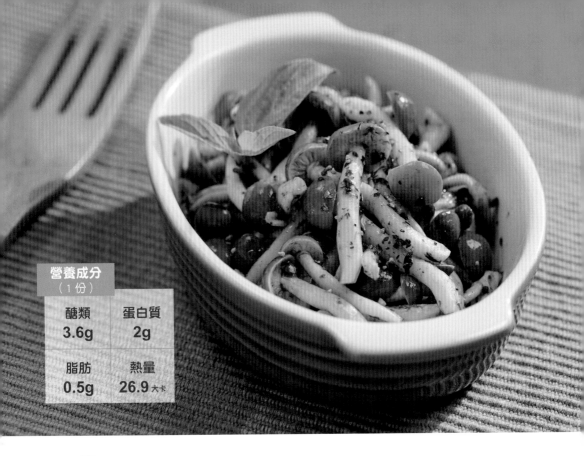

營養成分
（1份）

醣類	蛋白質
3.6g	2g
脂肪	熱量
0.5g	26.9 大卡

MENU
73

黑松露鴻喜菇

材 料（3份）

鴻喜菇 ... 200g（約2包）

調味料

黑松露菌菇醬 ... 2 茶匙
白胡椒粉 ... 少許
鹽 ... 少許

 or
5min

作 法

1　鴻喜菇對半剝開，以倒 V 的方式切掉根部，剝成小朵，放入微波盒蓋上蓋子，700W 微波 2 分鐘，倒出水分。注意，鴻喜菇烹調前不需要水洗，因清洗過後口感容易軟爛。

2　加入黑松露菌菇醬拌勻，試過味道後，再加入適當的鹽巴和白糊椒粉即可。

MENU
74

和風秋葵

or

5min

材料（3 份）

秋葵 ... 240g
開水 ... 15ml

調味料

和風醬 ... 2 湯匙
 作法詳見 ▶ 10 和風醬

作法

1 秋葵洗淨，放入微波盒加入開水
15ml（1 湯匙），蓋上蓋子，700W
微波 2 分鐘。

2 微波結束後，倒出水分，淋上和風醬
即完成。

Tips

· 可以汆燙方式替代微波。
· 微波較厚實的蔬菜時，可以加入少許的水幫助熟軟，判斷秋葵熟度可用
竹籤，能刺穿表示已熟。

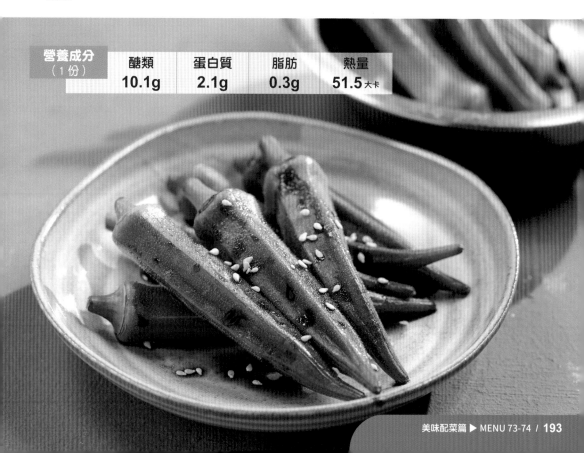

營養成分 （1 份）	醣類	蛋白質	脂肪	熱量
	10.1g	2.1g	0.3g	51.5 大卡

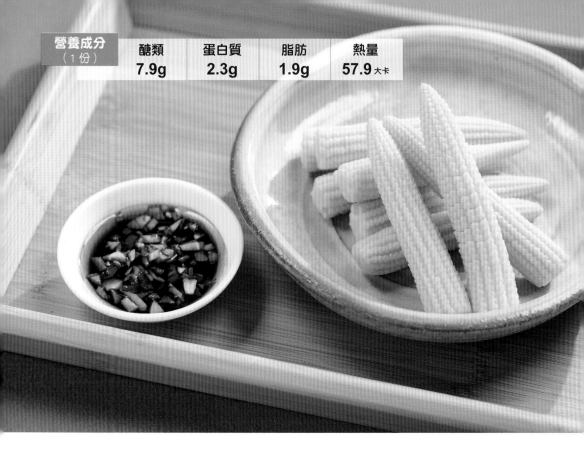

營養成分 （1 份）	醣類 7.9g	蛋白質 2.3g	脂肪 1.9g	熱量 57.9大卡

MENU
75

酸辣玉米筍

材料（3 份）

玉米筍 ... 240g
蒜頭 ... 10g（約 2 瓣）
辣椒 ... 5g（1 小根）

調味料

烏醋 ... 1 茶匙
清醬油 ... 2 茶匙
糖 ... 1/2 茶匙
白芝麻油 ... 1 茶匙

 or 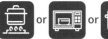 or
5min

作法

1　蒜頭去膜切碎；辣椒洗淨，切碎；玉米筍洗淨備用。

2　煮一鍋熱水，將玉米筍汆燙約 2 分鐘，撈起瀝乾，放涼，然後加入調味料、辛香料拌勻即可食用。冷藏後食用也很美味。

Tips

· 調味料也可以用椒鹽、和風醬、酸辣醬等變換。

MENU 76

油醋牛番茄

5min

材料（3份）

牛番茄 ... 300g（約中型2顆）

調味料

巴薩米克醋 ... 2 茶匙

橄欖油 ... 2 茶匙

蜂蜜 ... 2 茶匙

鹽 ... 少許

作法

1 牛番茄洗淨，切除蒂頭再切片或切成適口大小塊狀。

2 將所有調味料攪拌均勻，即成油醋醬。

3 食用前將油醋醬淋上切好的牛番茄即可。

Tips

· 油醋醬材料的比例可依自己的口味調整，巴薩米克醋可以果醋替代，蜂蜜也可以用糖替代。

· 如需減少熱量，可將油醋醬替換為和風醬 作法詳見 ▶ 10 和風醬。

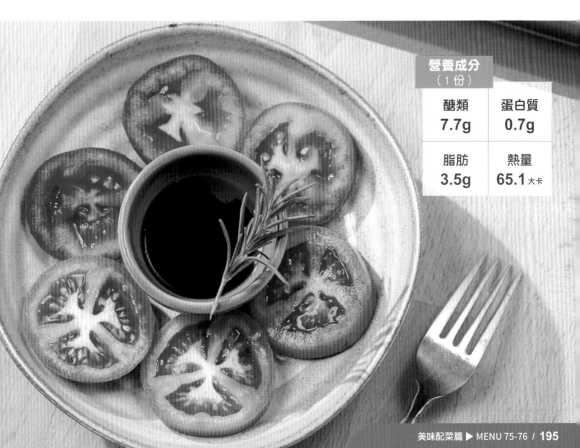

營養成分（1份）	
醣類 **7.7g**	蛋白質 **0.7g**
脂肪 **3.5g**	熱量 **65.1**大卡

營養成分 （1 份）	醣類 6.0g	蛋白質 3.6g	脂肪 1.5g	熱量 51.9 大卡

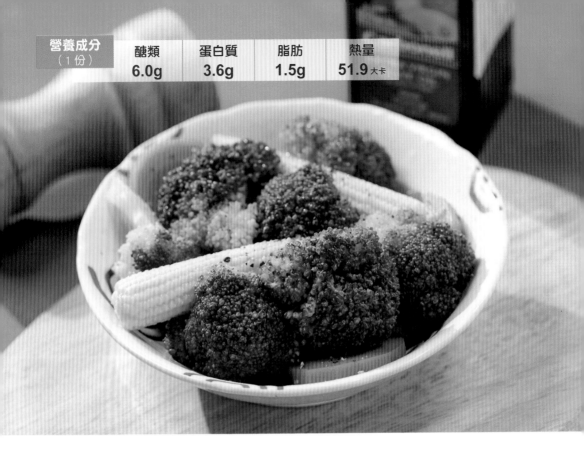

MENU 77

橄欖油拌蔬菜

材料（2 份）

青花菜 ... 160g（約半顆）
玉米筍 ... 40g（約 4 根）
紅蘿蔔 ... 30g
開水 ... 15ml

調味料

橄欖油 ... 1 茶匙
鹽 ... 1/4 茶匙

 or
10min

作法

1　青花菜削去較硬的老皮，切小朵洗淨；玉米筍洗淨；紅蘿蔔去皮切成圓片備用。

2　將步驟 1 材料放入保鮮盒，並加入開水 15ml（微波時青花菜及玉米筍等較硬的蔬菜更容易柔軟），蓋上蓋子，700W 微波 2 分鐘。

3　微波完成後，瀝乾水分，加入調味料拌勻即可。

Tips

· 可用汆燙替代微波。
· 三色蔬菜可依自己喜愛的口味替換，如西洋芹、白花椰菜、彩椒、木耳等。

MENU 78

茶油拌青江菜

材料（2 份）

青江菜 ... 200g
蒜頭 ... 5g（1 瓣）

調味料

茶油 ... 1 茶匙
鹽 ... 1/4 茶匙

 or

5min

作 法

1 青江菜一葉一葉剝下清洗，靠近蒂頭部分容易有泥土髒污，要特別加強沖洗。蒜頭去膜切碎備用。

2 將青江菜放入保鮮盒，蓋上蓋子，700W 微波 2 分鐘。

3 微波完成取出菜，加入蒜頭及調味料拌勻即可食用。

Tips

・青江菜是不分四季、全年皆有的蔬菜。不同季節，也可用不同蔬菜替代，如小白菜、空心菜、菠菜、小松菜等。
・如果不喜歡茶油的味道，也可用其他油品替代，如酪梨油、橄欖油等。
・可用氽燙方式替代微波。

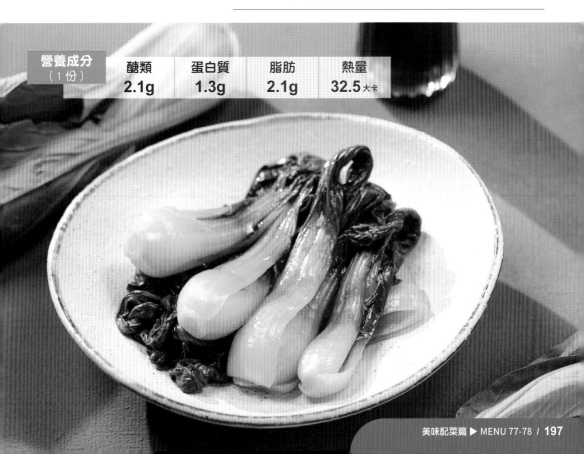

營養成分（1 份）	醣類	蛋白質	脂肪	熱量
	2.1g	1.3g	2.1g	32.5 大卡

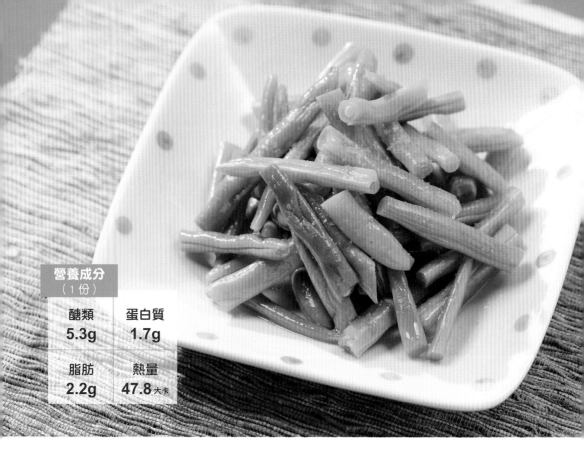

營養成分 （1 份）	
醣類 5.3g	蛋白質 1.7g
脂肪 2.2g	熱量 47.8 大卡

MENU
79

酪梨油拌敏豆

  or
10min

材料（2 份）

敏豆 ... 200g
蒜頭 ... 5g（1 瓣）

調味料

酪梨油 ... 1 茶匙
鹽 ... 1/4 茶匙

作法

1　敏豆去絲，洗淨，切成段；蒜頭去膜切碎備用。

2　將敏豆放入保鮮盒，蓋上蓋子，700W 微波 2 分鐘。

3　微波完成後，加入蒜頭及調味料拌勻即可。

Tips

· 豆類兩側常有較老的纖維，所以需要去絲。去絲是將頭的地方輕輕折一點，不要折斷，順勢拉下來，尾部也是同樣方法。

· 可用汆燙方式取代微波。

MENU
80

辣炒高麗菜

10min

材 料（2 份）

高麗菜 ... 200g
蒜頭 ... 5g（1 瓣）
辣椒 ... 5g（1 小根）
油 ... 1 茶匙
水或米酒 ... 30ml

調味料

鹽 ... 1/4 茶匙

作 法

1 高麗菜一葉葉洗淨，切成適口大小；
  蒜頭去膜切碎；辣椒洗淨，去除蒂頭，
  切段備用。

2 平底鍋或炒鍋，放入 1/2 茶匙油，熱
  鍋後，炒香蒜頭及辣椒。

3 加入切好的高麗菜，稍加拌炒，加入
  水或米酒 30ml（2 湯匙），蓋上鍋蓋。

4 中間可打開鍋蓋再拌炒，待高麗菜熟
  軟後，加入鹽調味，最後再加入 1/2
  茶匙的油拌炒均勻即可。

Tips

・ 利用加水蓋鍋蓋的水炒法，可以避免高溫爆炒，減少油的用量，也降低油煙。
・ 高麗菜可用其他四季蔬菜替代，如小白菜、青江菜、A 菜等。

營養成分 （1 份）	醣類 4.8g	蛋白質 1.3g	脂肪 2.1g	熱量 43.3 大卡

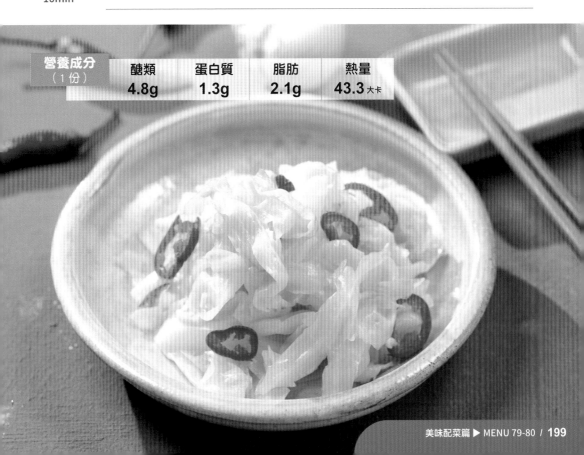

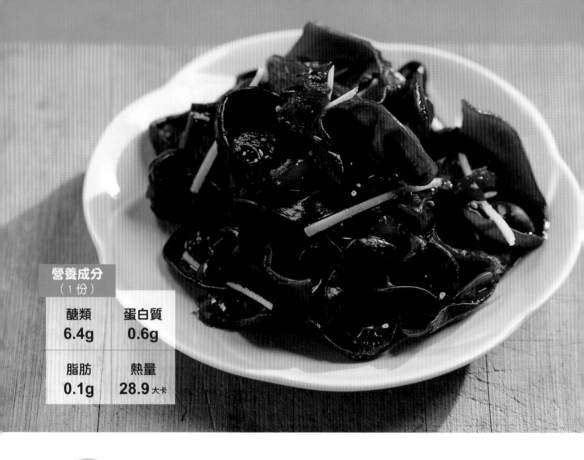

營養成分
（1 份）

醣類	蛋白質
6.4g	0.6g
脂肪	熱量
0.1g	28.9 大卡

81

梅汁木耳

10min

材料（2 份）

新鮮黑木耳 ... 100g
冷凍蔓越莓 ... 5g（約 5 顆）
薑 ... 少許
開水 ... 10ml

調味料

醬油膏 ... 1 茶匙
酸梅汁 ... 2 茶匙
糖 ... 1/2 茶匙

作法

1　新鮮黑木耳洗淨，將蒂頭切除，切成適口大小；薑切成薑絲；蔓越莓切碎備用。

2　調味料加入開水 10ml（2 茶匙）及蔓越莓調勻做成醬汁。

3　取一湯鍋加水煮沸後，汆燙黑木耳，撈起瀝乾，加入薑絲及醬汁拌勻即完成。

Tips

・ 酸梅汁可以用果醋替代。

MENU 82

干貝醬拌甜椒

10min

材料（2份）

西洋芹 ... 140g
紅甜椒 ... 30g
黃甜椒 ... 30g

調味料

鹽 ... 少許
干貝醬 ... 10g

作法

1 西洋芹洗淨，去除底部蒂頭及粗纖維，斜切成適口塊狀；甜椒洗淨，切掉蒂頭，切開，去除種籽，再斜切成塊（與西洋芹大小相近）備用。

2 取一湯鍋加水煮沸，汆燙西洋芹，撈起瀝乾，放入冰塊水中（開水）冰鎮5分鐘，撈起瀝乾。同一鍋水再煮沸，放入甜椒，過水就撈起瀝乾。

3 西洋芹和甜椒拌入干貝醬即可食用，如果鹹度不夠，可再加入少許鹽巴。

Tips

· 西洋芹去除粗纖維時，可以在頭部折一小節，不要折斷，往尾部方向一拉就能撕掉粗纖維，也可直接用刨刀輕刮表面去除粗纖維。

· 甜椒過熱水是為了滅菌和去生味，所以要迅速撈起，以免影響口感。

營養成分（1份）	醣類	蛋白質	脂肪	熱量
	3.7g	1.4g	3.2g	49.2 大卡

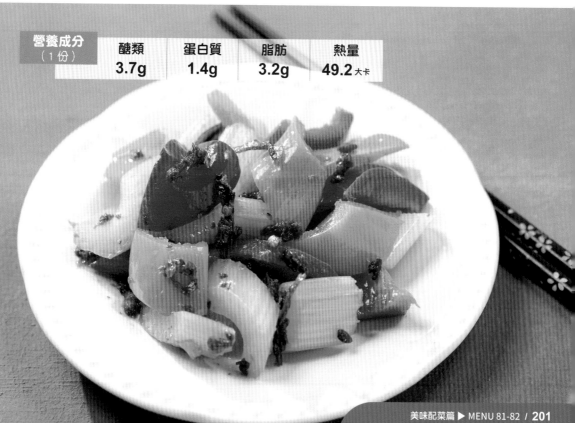

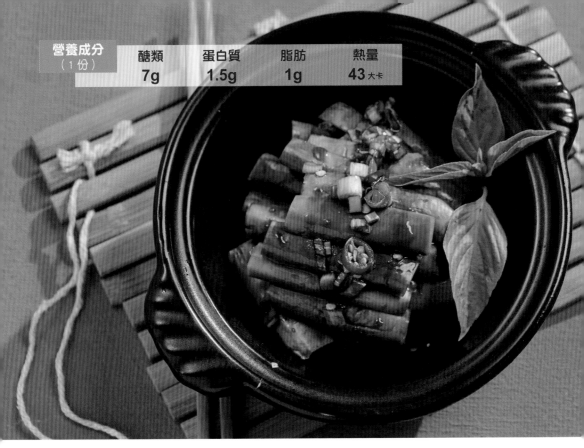

營養成分 （1 份）	醣類	蛋白質	脂肪	熱量
	7g	1.5g	1g	43 大卡

MENU 83

蔥醬紫茄

or

10min

材 料（2 份）

長茄子 ... 200g

白醋 ... 1 湯匙

調味料

蔥花淋醬

作法詳見 ▶ 05 蔥花淋醬

Tips

· 茄子泡醋水可防止氧化變黑。

· 可用水煮替代微波。水煮時不要
讓茄子冒出水面，可用大杓子或
鍋子將茄子壓在水面下，茄子沒
接觸到空氣才不易氧化，顏色才
會鮮紫。

作 法

1 取一鍋水，加入白醋 1 湯匙備用。

2 茄子洗淨，切除蒂頭，切成段（約 5
公分），再對切 2 次成 4 小段，放
入步驟 1 白醋水中浸泡。

3 將茄子撈起瀝乾，放入保鮮盒，蓋
上蓋子，700W 微波 2 分鐘。

4 微波完成後，不要馬上打開蓋子，
利用裡面的熱氣悶 1 分鐘，讓茄子
更熟軟，而後打開盒蓋，瀝掉水分，
加上蔥花淋醬即可食用。

MENU 84

太陽蛋

5min

材 料（1 份）

雞蛋 ... 1 顆
油 ... 1/4 茶匙
水 ... 30ml

調味料

鹽 ... 少許
黑胡椒粒 ... 少許

作 法

1 不沾鍋加入油 1/4 茶匙，熱鍋後，輕輕打入雞蛋（避免蛋黃破掉），鍋子滑動一下，盡量讓蛋黃置中。

2 沿著雞蛋周圍淋上水 30ml（2 湯匙）。

3 蓋上鍋蓋，等蛋白從透明狀變成白色、蛋黃呈凝固狀即可盛出。

4 煮到喜好的熟度時，就要熄火並打開鍋蓋，若繼續蓋著鍋蓋，餘溫會將蛋黃悶熟，就不像太陽蛋了。

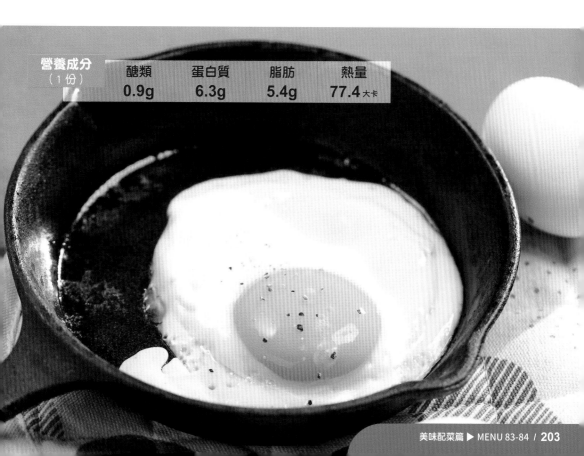

營養成分 （1 份）	醣類	蛋白質	脂肪	熱量
	0.9g	6.3g	5.4g	77.4 大卡

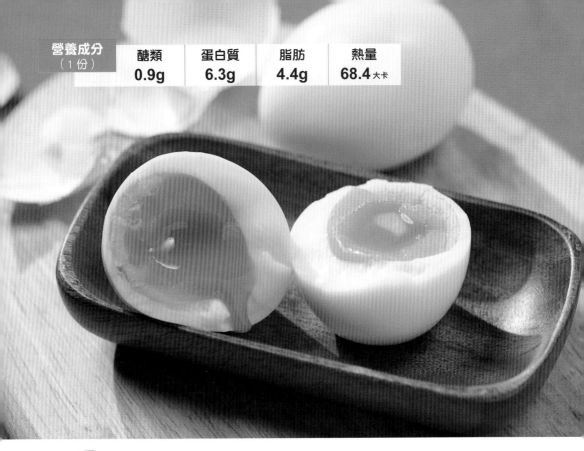

營養成分 （1 份）	醣類 0.9g	蛋白質 6.3g	脂肪 4.4g	熱量 68.4 大卡

MENU
85

水蒸嫩蛋

10min

材料（4 份）

常溫雞蛋 ... 4 顆

調味料

鹽 ... 少許

作法

1 電鍋放上層架，外鍋加水 170ml(1
　杯)，按下開關加熱至水滾冒煙；常
　溫雞蛋洗淨，放入電鍋，蓋上鍋蓋，
　計時 7 分鐘。

2 時間一到，取出雞蛋，放入冰開水
　中降溫。

3 剝去蛋殼，對切，加點鹽巴調味即
　可食用。

Tips

· 若是冷藏蛋，蒸的時間約需再加 1 分鐘。
· 雞蛋的熟度可依自己的喜好增減時間，建議先增減 30 秒。雞蛋大小也會影響熟
　度，同一次蒸煮的雞蛋大小盡量一致。

MENU
86

溏心蛋

+

15min

材 料（5 份）

水蒸嫩蛋 ... 5 顆
作法詳見 ▶ 85 水蒸嫩蛋

調味料

清醬油 ... 30ml（2 湯匙）
紹興酒 ... 30ml（2 湯匙）
八角 ... 3 顆
鹽 ... 1/2 茶匙
糖 ... 1/4 茶匙

作 法

1　調味料加入水 120ml 煮滾，放涼，做成醬汁。

2　水蒸嫩蛋剝殼，用冷開水洗淨後放入步驟 1 醬汁，裝入保鮮袋放冰箱冷藏，一天後即可食用。蛋如果沒有全部沒入醬汁中，中途要將蛋翻面，比較能入味。

Tips

· 香料可隨自己喜好添加，如茴香、甘草、花椒等。香料及紹興酒不加也可以。

· 若喜歡酒味濃厚一點，可以在醬汁煮滾放涼後，再加入一些酒。紹興酒也可用米酒替代。

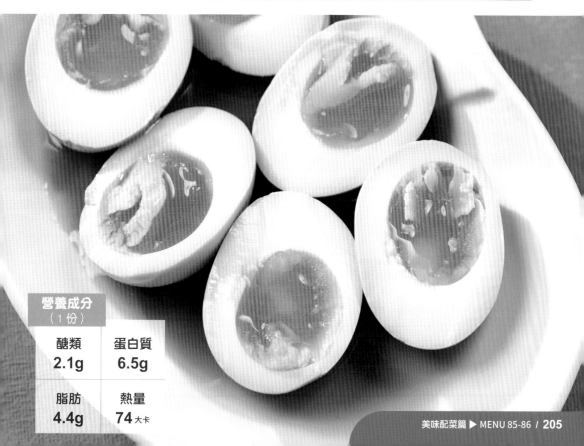

營養成分 （1 份）	
醣類 2.1g	蛋白質 6.5g
脂肪 4.4g	熱量 74 大卡

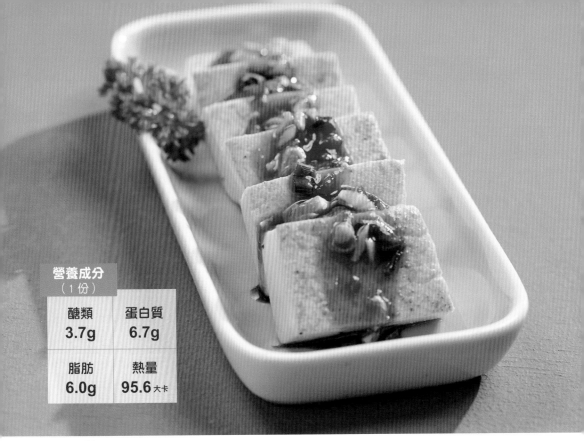

營養成分 (1份)	
醣類 3.7g	蛋白質 6.7g
脂肪 6.0g	熱量 95.6 大卡

MENU 87

五味雞蛋豆腐

材料（3份）

雞蛋豆腐 ... 300g
油 ... 1/2 茶匙

調味料

五味醬

作法詳見 ▶ 02 五味醬

10min

作法

1　雞蛋豆腐切成長方形塊（約長 3 公分、寬 2 公分）備用。

2　平底鍋加入 1/2 茶匙油，熱鍋，再將豆腐擺入鍋內，煎到一面呈現金黃色後翻面，再將另一面也煎到金黃。

3　食用前淋上五味醬即可。

Tips

· 雞蛋豆腐也可用板豆腐、豆包替代。

一鍋到底篇

吃飽也睡飽的懶人料理

上班、上課忙碌一整天，
回家只想耍廢、不想煮飯？
專為沒時間進廚房的人設計，
請你跟我這樣一鍋煮到底，
三大營養素都能均衡攝取！

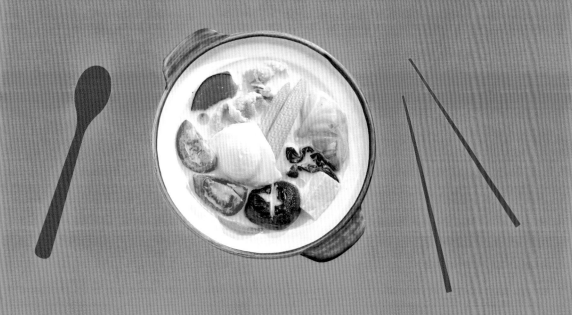

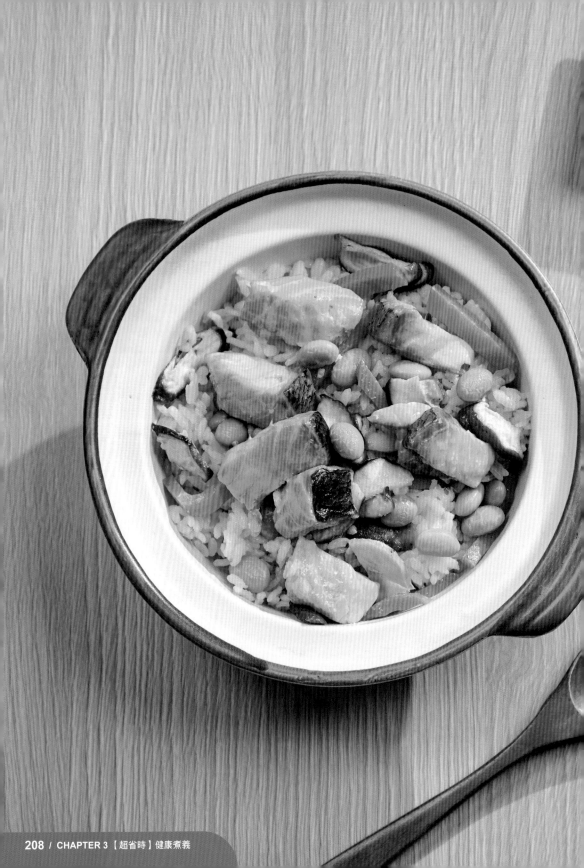

鮭魚鮮菇炊飯

🍚
30min

材料（2 份）

白米 ... 150g（1 米杯）

鮭魚排 ... 220g（約 1 片）

毛豆仁 ... 50g

杏鮑菇 ... 60g（中型 1 根）

鮮香菇 ... 60g（約 3-4 朵）

紅蘿蔔 ... 30g

調味料

鹽麴 ... 1 茶匙

黑胡椒粒 ... 少許

醃料

鹽 ... 1/4 茶匙

作法

1　白米洗淨瀝乾。

2　杏鮑菇、香菇（去除蒂頭）、紅蘿蔔（去皮）切粗絲。毛豆仁洗淨備用。鮭魚去骨切塊，加入醃料抓勻，不要切太小，避免煮熟散開，影響口感。

3　內鍋放入白米、水 170ml（1 杯），加入鹽麴拌勻，再放入所有食材。外鍋放入水 170ml（1 杯），煮至開關跳起，再悶 10 分鐘。

4　翻鬆炊飯，食用前撒上少許黑胡椒粒即完成。

營養成分（1 份）	醣類	蛋白質	脂肪	熱量
	70.1g	29.7g	16.8g	550.4 大卡

MENU **89**

or

20min

馬鈴薯菠菜烘蛋

材 料（1 份）

雞蛋 ... 60g（約 1 顆）

馬鈴薯 ... 70g（約 1/3 顆）

菠菜 ... 50g

洋蔥 ... 15g

小番茄 ... 30g（3-4 個）

帕瑪森乳酪絲 ... 5g

牛奶 ... 1 茶匙

油 ... 1/2 茶匙

調味料

鹽 ... 少許

白胡椒粉 ... 少許

黑胡椒粒 ... 少許

作 法

1 馬鈴薯去皮切薄片，洋蔥去皮切丁，小番茄去蒂頭洗淨、橫向對切，菠菜去除根部洗淨、切段備用。

2 雞蛋打入碗中，加入牛奶及少許鹽巴、白胡椒粉打散備用。馬鈴薯以熱水汆燙 2 分鐘撈起備用。

3 鑄鐵鍋加入 1/2 茶匙油，熱鍋後先將洋蔥炒香，再加入馬鈴薯片、菠菜拌炒，並以鹽巴及黑胡椒粒調味。

4 倒入蛋液後，以畫圈方式攪拌，煮至蛋液 8 分熟。放上番茄及乳酪絲，放入已預熱 180 度烤箱烤到蛋液全熟、乳酪絲融化即完成（約 10 分鐘）。

Tips

· 若未使用烤箱，步驟 4 蓋上鍋蓋將蛋烘熟即可。

· 烘蛋的食材都可以依自己的喜好做替換，如雞肉、甜椒、毛豆、櫛瓜等。

· 烘蛋的食材份量宜配合鍋具大小做增減，做出來的烘蛋才會厚實。

營養成分（1 份）	醣類	蛋白質	脂肪	熱量
	17.2g	11.3g	8.3g	188.7 大卡

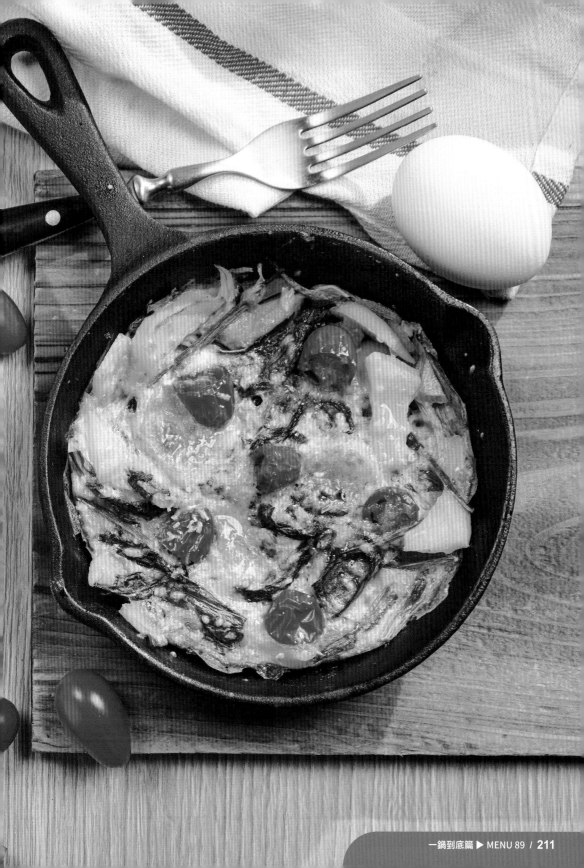

MENU 90

香草時蔬烤雞

40min

材料（1 份）

去骨雞腿排 ... 180g（約 1 支）
馬鈴薯 ... 220g（約中型 1 顆）
櫛瓜 ... 100g（約 1/2 小條）
紅甜椒 ... 30g
黃甜椒 ... 30g
蒜頭 ... 10g（約 2 瓣）
橄欖油 ... 1 茶匙

調味料

鹽巴 ... 少許
百里香葉 ... 少許
黑胡椒粒 ... 少許

作法

1　雞腿排洗淨擦乾，抹上鹽及百里香，放入冰箱冷藏一夜或至少靜置 20 分鐘。櫛瓜洗淨去頭尾，切成圓片。甜椒去除蒂頭及種籽後切塊。馬鈴薯去皮切薄片。蒜頭去膜備用。

2　取一烤皿，將所有蔬菜鋪在底部，淋上橄欖油並撒上少許鹽巴，再放上雞腿排，放入預熱 180 度的烤箱烤 25 分鐘，再以 200 度烤約 10 分鐘讓雞腿排上色。

3　食用前撒上黑胡椒粒即完成。

Tips

· 沒有新鮮香草也可用乾燥的義式綜合香草替代。
· 雞腿排較厚的地方可用刀子劃開，比較好入味及容易熟。
· 不同品牌的烤箱火力不同，食物與加熱管的距離也不同，烘烤時須留意調整溫度及時間，避免烤焦。
· 判斷雞腿是否全熟，以竹籤插入最厚的地方，流出來是透明的油水而非血水即全熟。

營養成分（1 份）	醣類	蛋白質	脂肪	熱量
	40g	36.3g	18.7g	473.5 大卡

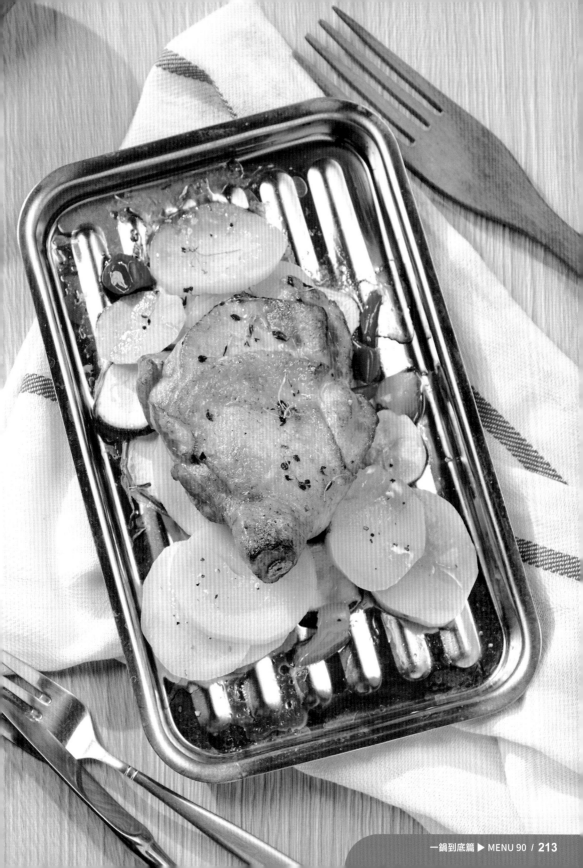

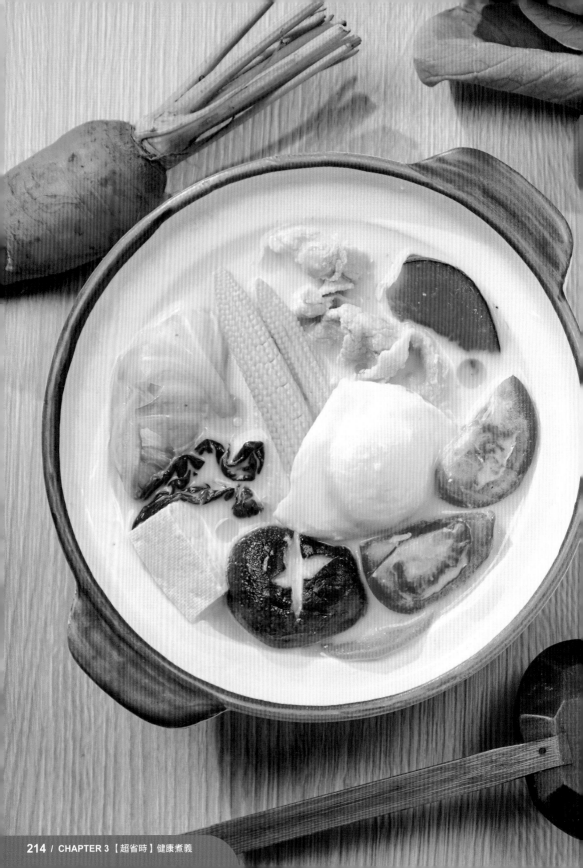

MENU 91 減醣豆漿鍋

20min

材料（1 份）

豬大里肌肉片 ... 100g
無糖高纖豆漿 ... 240ml（約 1 杯）
雞蛋 ... 60g（約 1 顆）
板豆腐 ... 50g（約 2 小塊）
栗子南瓜 ... 40g（約 2 片）
高麗菜 ... 80g
玉米筍 ... 30g（約 3 根）

青江菜 ... 40g
紅蘿蔔 ... 10g（約 1 片）
香菇 ... 15g（約 1 朵）
牛番茄 ... 50g（約小半顆）

調味料

鹽 ... 1/4 茶匙

作法

1 將所有蔬菜洗淨，並將豆腐、番茄切塊，南瓜（不須削皮）、紅蘿蔔（去皮）切片，高麗菜剝成適當大小備用。

2 將較難煮熟的食材玉米筍、紅蘿蔔及南瓜放入湯鍋，加水（水蓋過食材即可）烹煮至水滾。

3 再加入豆漿、雞蛋、豆腐、牛番茄、高麗菜、香菇等食材，以中小火煮至水滾。

4 最後加入肉片與青江菜煮至水滾，並以鹽巴調味即完成。

Tips

· 豆漿容易有假沸現象，因此加入豆漿後，火候不要太大，煮滾冒泡後要再多煮一會兒。
· 水可以高湯替代，但高湯已有調味，因此鹽巴需依口味酌減。

營養成分（1 份）	醣類	蛋白質	脂肪	熱量
	31g	41.6g	25.4g	519 大卡

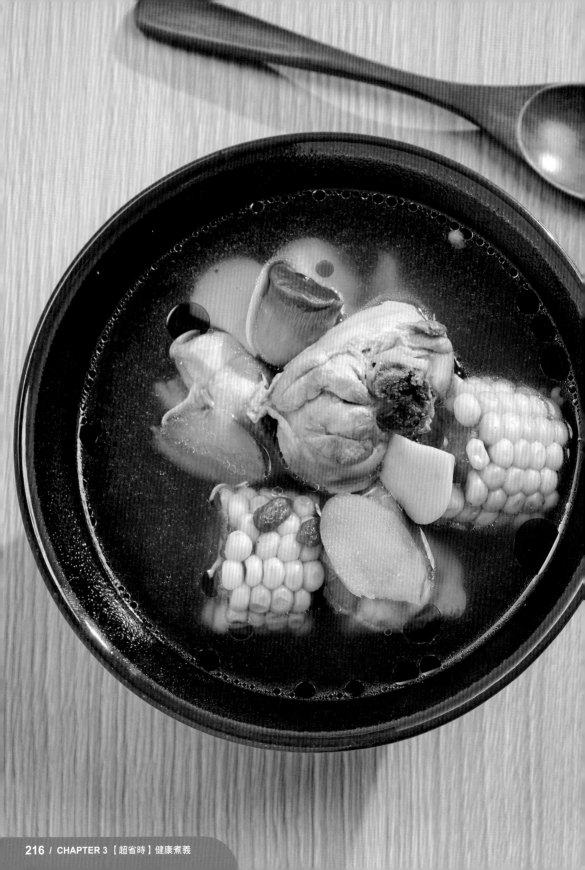

MENU
92

麻油雞湯

+
30min

材料（1份）

玉米 ... 200g（約1根）
帶骨雞腿塊 ... 220g
杏鮑菇 ... 50g（約1小根）
麻油 ... 1 茶匙
薑片 ... 少許
枸杞 ... 少許

調味料

鹽 ... 少許

作法

1 玉米去除葉子及玉米鬚，洗淨切大塊。杏鮑菇切滾刀塊備用。

2 以湯鍋加水燙煮雞腿塊，煮水滾後撈起，並以清水沖洗後備用（去除血水）。

3 將步驟 **1**、**2** 所有食材放入瓷碗，並加水蓋過食材，放入薑片、枸杞、麻油，放至電鍋，外鍋加水 170ml(1 杯)，煮至開關跳起，再悶 10 分鐘。

4 食用前再以鹽巴調味即完成。

Tips

· 老饕版做法：先以麻油炒香薑片，續炒雞肉，再加入其他食材，最後放入電鍋蒸煮。
· 玉米及雞肉的份量可依自己的營養素需求調整。

營養成分（1份）	醣類	蛋白質	脂肪	熱量
	20.1g	33.9g	19g	387 大卡

MENU 93

酸辣海鮮沙拉

20min

材 料（1份）

白蝦仁 ... 100g

透抽 ... 100g

小栗子南瓜 ... 100g（約 1/3 顆）

玉米筍 ... 50g（約 5 根）

洋蔥 ... 30g

牛番茄 ... 100g（約 1 小顆）

小黃瓜 ... 30g（約 4-5 片）

調味料

蒜頭 ... 10g（約 2 瓣）

辣椒 ... 5g（約 1 小根）

檸檬汁 ... 2 湯匙

橄欖油 ... 2 茶匙

糖 ... 1 茶匙

鹽 ... 1/4 茶匙

香菜 ... 少許

作 法

1　蝦仁洗淨並去除腸泥，透抽洗淨後取身體部分切圈備用。

2　洋蔥去皮切絲放入冰塊水中冰鎮 5 分鐘以去除辛辣味，再取出瀝乾。栗子南瓜切塊，玉米筍及小黃瓜洗淨後切斜片。牛番茄洗淨去除蒂頭，滾刀切塊備用。

3　蒜頭去膜切碎，辣椒去除蒂頭切碎，並加入調味料拌勻，做成醬汁。

4　將水煮沸後，燙熟栗子南瓜及玉米筍並撈起，接著同一鍋水燙熟蝦仁及透抽，起鍋後立刻放入冰塊水中冰鎮，口感會更 Q 彈。

5　所有食材淋上醬汁拌勻，食用前可依個人口味加少許香菜。

營養成分（1份）	醣類	蛋白質	脂肪	熱量
	42.7g	41.9g	12.9g	454.5 大卡

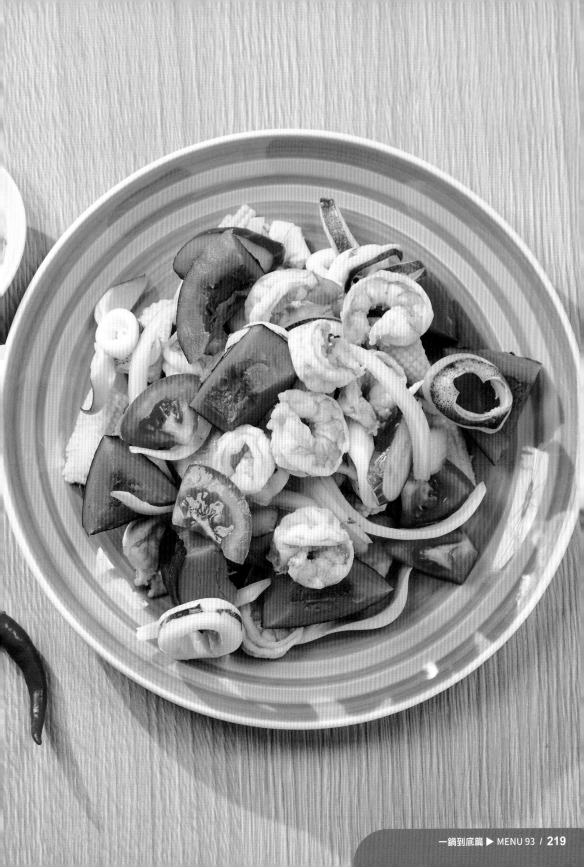

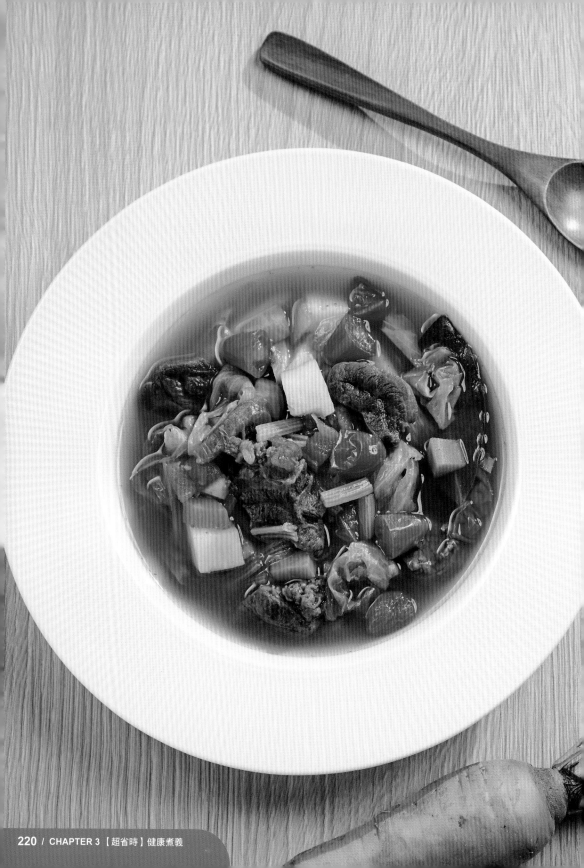

MENU 94

電鍋版羅宋湯

50min

材料（2份）

牛腱肉 ... 200g
馬鈴薯 ... 250g（約1大顆）
牛番茄 ... 150g（約中型1顆）
小紅番茄 ... 80g（約8顆）
高麗菜 ... 100g
紅蘿蔔 ... 60g
芹菜 ... 60g
洋蔥 ... 60g

調味料

月桂葉 ... 2 片
義式綜合香料 ... 少許
糖 ... 1/2 茶匙
鹽 ... 少許
橄欖油 ... 少許
黑胡椒粒 ... 少許

作法

1　馬鈴薯與紅蘿蔔去皮切滾刀塊。洋蔥去皮切塊，高麗菜一葉一葉洗淨切塊，芹菜洗淨切段，牛番茄去除蒂頭洗淨切塊，小番茄去除蒂頭洗淨對切。牛腱肉切適口大小，放入冷水，煮滾後撈起備用。

2　所有食材放入電鍋內鍋，加入可蓋過食材的水量及月桂葉、義式香料、糖，外鍋加入 340ml（2 杯）水，煮至開關跳起後悶 10 分鐘，再加入橄欖油、少許鹽巴及黑胡椒粒調味。

Tips

· 老饕版做法：所有食材都先用油炒過，並加入蕃茄糊拌炒，再移至電鍋蒸煮。
· 除了牛番茄，還加了小番茄，是為了增加湯的甜感。
· 水可用高湯取代，湯頭會更有層次，但高湯已有鹹度，調味部分需酌減。
· 如不喜歡湯汁太稠，馬鈴薯可於中途再加入，以免糊化。

營養成分（1份）	醣類	蛋白質	脂肪	熱量
	35.8g	25.5g	11.6g	349.6 大卡

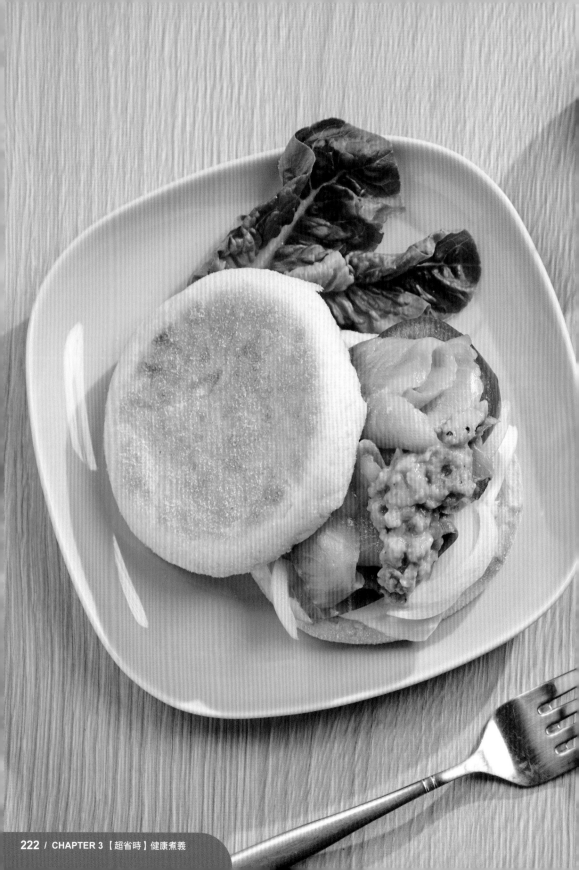

MENU 95

煙燻鮭魚酪梨馬芬堡

材 料（1 份）

馬芬堡 ... 1 個
煙燻鮭魚 ... 70g
低脂起司片 ... 1 片
洋蔥 ...20g
牛番茄 ... 30g（約 1 片）

調味料

酪梨醬 ... 40g

作法詳見 ▶ 01 酪梨醬

作 法

1　洋蔥去皮切絲，放入冰水中冰鎮後瀝乾。牛蕃茄洗淨切片，馬芬堡分成 2 片烤熱備用。

2　取一片馬芬堡，依序放上起司片、洋蔥絲、番茄片、煙燻鮭魚及酪梨醬，最後再蓋上另一片馬芬堡即完成。

10min

Tips

· 煙燻鮭魚可用蝦仁或雞蛋（蛋奶素）替代。

營養成分（1 份）

醣類	蛋白質	脂肪	熱量
34.8g	23.8g	18.3g	399.1 大卡

MENU 96

什錦蔬食炊飯

35min

材 料（2 份）

糙米 ... 150g（約 1 米杯）
生豆皮 ... 180g
毛豆仁 ... 80g
乾香菇 ... 15g（約 3-4 朵）
紅蘿蔔 ... 30g
油 ... 1 茶匙

調味料

清醬油 ... 1 湯匙
味醂 ... 1 茶匙
鹽 ... 1/4 茶匙

作 法

1 糙米洗淨瀝乾，加入水 200ml（約 1.2 杯），浸泡 30 分鐘。

2 生豆皮切小塊，紅蘿蔔去皮切丁。乾香菇洗淨用水泡軟，去除蒂頭切丁備用。

3 內鍋放入 **1**，先加入調味料及 1 茶匙油拌勻，再放入所有食材。外鍋放入水 250ml（約 1.5 杯），煮至開關跳起，再悶 10 分鐘。

4 翻鬆米飯，食用前撒上少許白胡椒粉即完成。

Tips

· 老饕版做法：先用油將豆包、香菇、紅蘿蔔等食材炒香，再移入電鍋蒸煮。

· 糙米也可用白米、燕米替代。只是加入的水分要比單煮米飯少一些，因為醬汁及食材已含有水分。

營養成分（1 份）	醣類	蛋白質	脂肪	熱量
	76g	37g	13.8g	576.2 大卡

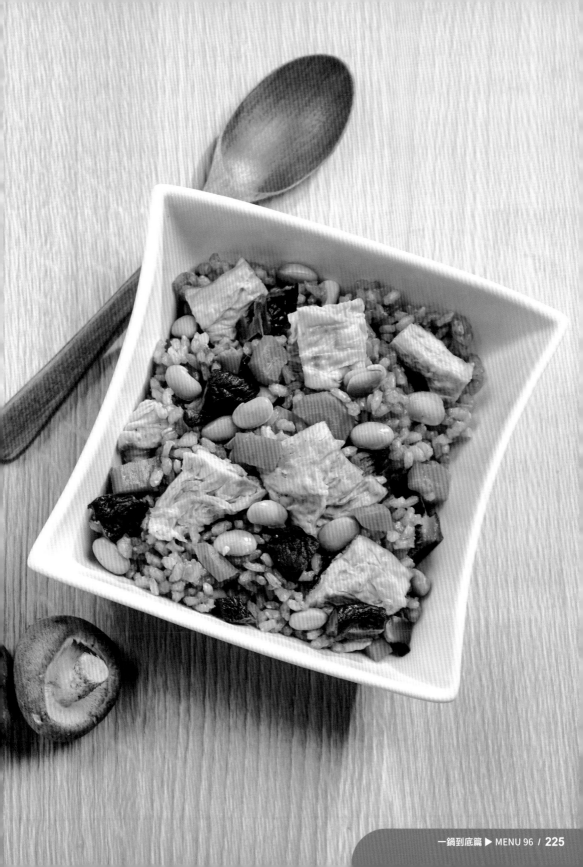

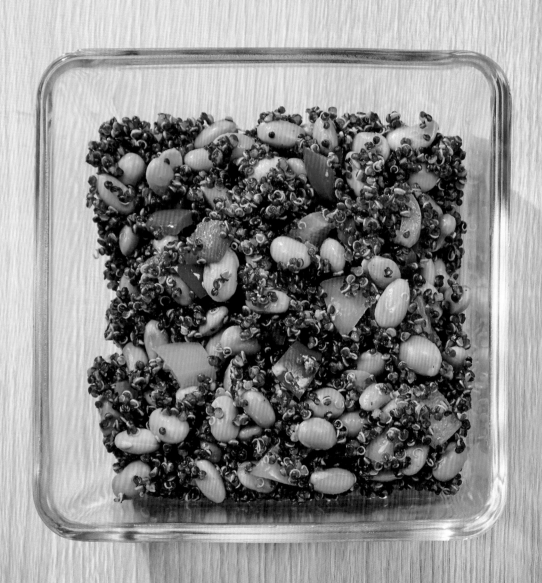

藜麥彩椒毛豆

+

20min

材料（2 份）

藜麥 ... 60g（約半杯量米杯）

紅甜椒 ... 60g

黃甜椒 ... 60g

冷凍熟毛豆仁 ... 200g

橄欖油 ... 2 茶匙

調味料

鹽巴 ... 1/4 茶匙

黑胡椒粒 ... 少許

作法

1　藜麥洗淨，並以細篩網瀝乾，加入水 85ml（約半杯），放入電鍋，外鍋加水 170ml(1 杯) 蒸熟，放涼備用。

2　蒜頭去膜切碎，紅、黃甜椒去除蒂頭及種籽洗淨切丁，冷凍熟毛豆沖水後瀝乾備用。

3　煮一鍋熱水，將步驟 2 的甜椒及毛豆汆燙，瀝乾放涼。

4　將步驟 1 及 2 所有食材加入橄欖油及調味料拌勻即可食用。

Tips

· 這道料理也可當冷菜，一次做的份量可以多一些，以保鮮袋放入冷凍，退冰後食用，或是微波加熱食用都很方便。

營養成分 （1 份）	醣類	蛋白質	脂肪	熱量
	38.4g	19.3g	10.3g	323.5 大卡

MENU 98

蜂蜜油醋雞胸沙拉

材 料（1份）

即食舒肥雞胸肉 ... 160g

黃肉地瓜 ... 100g（約1小條）

牛番茄 ... 100g（約1小顆）

蘿美萵苣 ... 50g

蘋果 ... 50g（約1/2小顆）

熟核桃 ... 10g

調味料

蜂蜜油醋醬 ... 15g

作法詳見 ▶ 04 蜂蜜油醋醬

30min

作 法

1　地瓜蒸熟 作法詳見 ▶ 19 蒸地瓜 放涼切塊備用。牛番茄去除蒂頭洗淨切塊，蘿美萵苣洗淨放入冰塊水中冰鎮5分鐘，讓口感爽脆。蘋果洗淨切片泡鹽水瀝乾備用。

2　即食雞胸肉退冰後切片，加入所有準備好的食材，放上核桃，淋上蜂蜜油醋醬即完成。

Tips

· 蘿美萵苣可用美生菜替代。

· 蔬果的種類均可以依季節及自己的喜好做變化。

營養成分（1份）	醣類	蛋白質	脂肪	熱量
	46.2g	**40.1g**	**13.3g**	**464.9大卡**

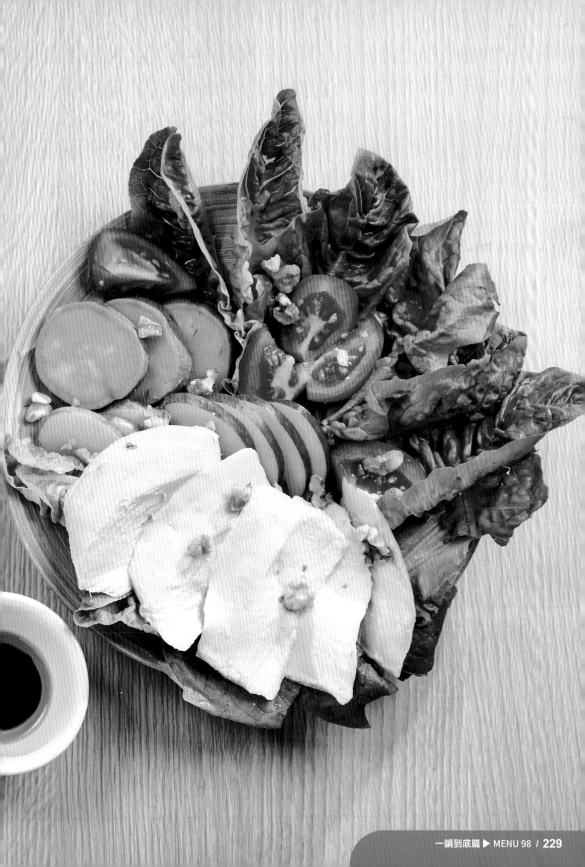

MENU 99

菇菇雞燕米飯

30min

材料（2 份）

燕米 ... 130g（1 米杯）
※ 本書食譜以【大加燕米】示範

去骨雞腿排 ... 150g（約 1 塊）
雞胸肉 ... 150g（約 1 塊）
鴻禧菇 ... 120g
紅蘿蔔 ... 40g
油 ... 1 茶匙

調味料

清醬油 ... 1 湯匙
味醂 ... 1 茶匙

醃料

鹽 ... 1/4 茶匙
白胡椒粉 ... 少許

作法

1　將雞胸肉及雞腿排切塊，加入醃料抓勻，靜置 20 分鐘。

2　燕米洗淨瀝乾。鴻禧菇去除根部，剝成一朵朵。紅蘿蔔去皮切絲備用。

3　將燕米、水 150ml、油及調味料先放入電鍋內鍋並拌勻，再將電鍋外鍋放水 170ml（1 杯），煮至開關跳起，再悶 10 分鐘。

4　以飯匙輕輕翻鬆，食用前撒上少許白胡椒粉即完成。

Tips

- 老饕版做法：下鍋前先把雞腿排煎過，並用油將所有材料炒香，才移入電鍋蒸煮。
- 亦可用電子鍋烹煮，選擇「標準模式」或「白飯模式」。

營養成分（1 份）	醣類	蛋白質	脂肪	熱量
	56g	42.5g	13.4g	514.6 大卡

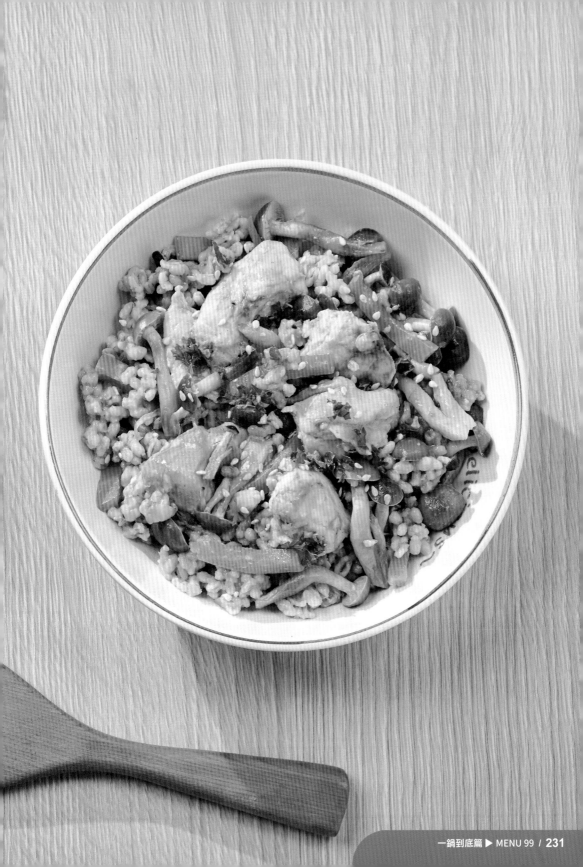

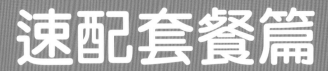

速配套餐篇

增肌／減脂／均衡 一周搭配

靈活運用本書 99 道料理，
達成不同階段的不同需求！
高蛋白、低碳水、基礎代謝，
恰當營養占比、兼顧美味，
符合每一個階段的飲食建議。

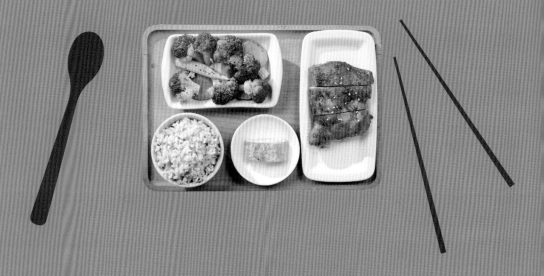

減脂

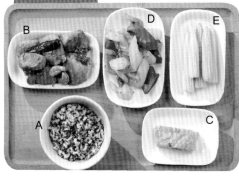

Ⓐ 藜麥糙米飯 **1/2** 份
Ⓑ 蒜辣雞塊拌腰果 **1** 份
Ⓒ 紅蘿蔔蛋捲 **1/2** 份（半顆蛋）
Ⓓ 干貝醬拌甜椒 **1** 份
Ⓔ 酸辣玉米筍 **1/2** 份

醣類	蛋白質	脂肪	熱量
42g	39g	16g	468 大卡

Ⓐ 藜麥糙米飯 **1¹/₂** 份
Ⓑ 蒜辣雞塊拌腰果 **1** 份
Ⓒ 紅蘿蔔蛋捲 **1/2** 份（半顆蛋）
Ⓓ 干貝醬拌甜椒 **1** 份

醣類	蛋白質	脂肪	熱量
90g	44g	17g	689 大卡

增肌

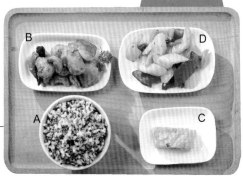

均衡

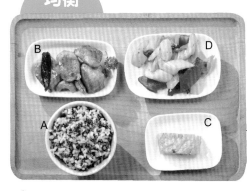

Ⓐ 藜麥糙米飯 **1¹/₅** 份
Ⓑ 蒜辣雞塊拌腰果 **2/3** 份
Ⓒ 紅蘿蔔蛋捲 **1/2** 份（半顆蛋）
Ⓓ 干貝醬拌甜椒 **1** 份

醣類	蛋白質	脂肪	熱量
76g	34g	14g	579 大卡

Tips

· 減脂餐可以透過增加蔬菜量來增加飽足感。

食譜運用　五穀雜糧篇 · 營養主菜篇 · 美味配菜篇 · 美味配菜篇 · 美味配菜篇
MEMU 14　MEMU 25　MEMU58　MEMU 75　MEMU 82

B套餐　豆腐豬肉漢堡排餐

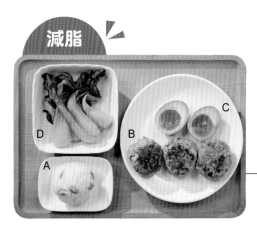

減脂

Ⓐ 毛豆飯糰 **1/2** 份（1 顆）
Ⓑ 豆腐豬肉漢堡排 **1** 份（3 個）
Ⓒ 溏心蛋 **1** 份（1 顆蛋）
Ⓓ 茶油拌青江菜 **1¹/2** 份

醣類	蛋白質	脂肪	熱量
44g	30g	22g	494 大卡

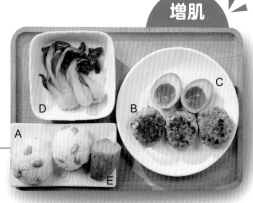

增肌

Ⓐ 毛豆飯糰 **1** 份（2 顆）
Ⓑ 豆腐豬肉漢堡排 **1** 份（3 個）
Ⓒ 溏心蛋 **1** 份（1 顆蛋）
Ⓓ 茶油拌青江菜 **1** 份
Ⓔ 蒸地瓜 **1/2** 份（50g）

醣類	蛋白質	脂肪	熱量
88g	34g	21g	677 大卡

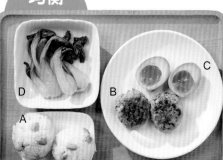

均衡

Ⓐ 毛豆飯糰 **1** 份（2 顆）
Ⓑ 豆腐豬肉漢堡排 **2/3** 份（2 個）
Ⓒ 溏心蛋 **1** 份（1 顆蛋）
Ⓓ 茶油拌青江菜 **1** 份

醣類	蛋白質	脂肪	熱量
72g	29g	17g	557 大卡

Tips

・增肌時需要提高醣類攝取量，略帶甜味的地瓜比單調的米飯更容易增進食欲。

食譜運用　五穀雜糧篇・營養主菜篇・美味配菜篇・美味配菜篇
MEMU 18&19　MEMU 39　　MEMU 78　　MEMU 86

減脂

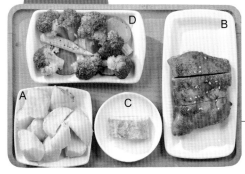

Ⓐ 氣炸馬鈴薯塊 **1** 份（1 小顆）
Ⓑ 照燒雞腿排 **1** 份
Ⓒ 毛豆蛋捲 **1/2** 份（半顆蛋）
Ⓓ 橄欖油拌蔬菜 **1** 份

醣類	蛋白質	脂肪	熱量
45g	41g	18g	506 大卡

增肌

Ⓐ 燕米白米飯 **1 1/2** 份
Ⓑ 照燒雞腿排 **1** 份
Ⓒ 毛豆蛋捲 **1/2** 份（半顆蛋）
Ⓓ 橄欖油拌蔬菜 **1** 份

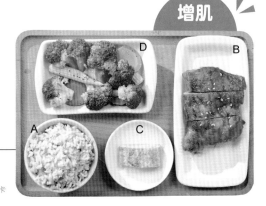

醣類	蛋白質	脂肪	熱量
95g	46g	20g	744 大卡

均衡

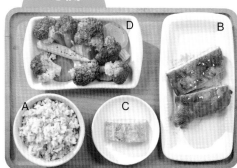

Ⓐ 燕米白米飯 **1 1/5** 份
Ⓑ 照燒雞腿排 **2/3** 份
Ⓒ 毛豆蛋捲 **1/2** 份（半顆蛋）
Ⓓ 橄欖油拌蔬菜 **1** 份

醣類	蛋白質	脂肪	熱量
76g	35g	15g	579 大卡

Tips

· 由於雞腿排熱量較高，減脂餐的主食改以馬鈴薯替代米飯。在相同的熱量下，馬鈴薯的份量比米飯多，飽足感也提升。

食譜運用　五穀雜糧篇 · 五穀雜糧篇 · 營養主菜篇 · 美味配菜篇 · 美味配菜篇
MEMU 13　MEMU 16　MEMU 23　MEMU 59　MEMU77

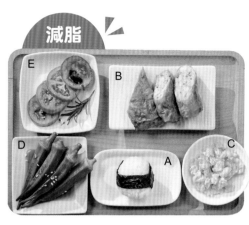

減脂

- Ⓐ 鹽味飯糰 **1/2** 份（1顆）
- Ⓑ 千張蝦肉捲 **1** 份
- Ⓒ 西式炒蛋 **1/2** 份（半顆蛋）
- Ⓓ 和風秋葵 **1** 份
- Ⓔ 油醋牛番茄 **1/2** 份

醣類	蛋白質	脂肪	熱量
48g	35g	17g	485 大卡

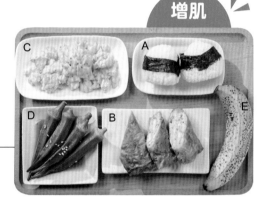

增肌

- Ⓐ 鹽味飯糰 **1** 份（2顆）
- Ⓑ 千張蝦肉捲 **1** 份
- Ⓒ 西式炒蛋 **1** 份（1顆蛋）
- Ⓓ 和風秋葵 **1** 份
- Ⓔ 香蕉 100g（1根）

醣類	蛋白質	脂肪	熱量
95g	41g	18g	710 大卡

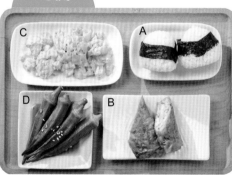

均衡

- Ⓐ 鹽味飯糰 **1** 份（2顆）
- Ⓑ 千張蝦肉捲 **2/3** 份
- Ⓒ 西式炒蛋 **1** 份（1顆蛋）
- Ⓓ 和風秋葵 **1** 份

醣類	蛋白質	脂肪	熱量
72g	32g	14g	542 大卡

Tips

· 減少醣類（主食）攝取的減脂餐，增加熱量低的牛番茄來增加飽足感。

· 增肌時，搭配香蕉來提升醣類攝取量，是便利又美味的選擇。

食譜運用　五穀雜糧篇 · 營養主菜篇 · 美味配菜篇 · 美味配菜篇 · 美味配菜篇 · 水果
　　　　　MEMU 17　　MEMU 49　　MEMU 62　　MEMU 74　　MEMU 76

D套餐 千張蝦肉捲餐

E套餐 蔬食海苔豆包捲餐

減脂

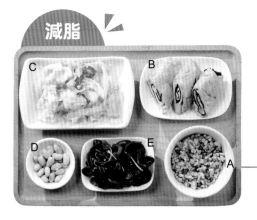

- Ⓐ 紅豆糙米飯 **1/2** 份
- Ⓑ 海苔豆包卷 **1** 份
- Ⓒ 辣炒高麗菜 **1** 份
- Ⓓ 蒜香毛豆仁 **1/2** 份
- Ⓔ 梅汁木耳 **1** 份

醣類	蛋白質	脂肪	熱量
45g	36g	18g	486 大卡

增肌

- Ⓐ 紅豆糙米飯 **1¹/2** 份
- Ⓑ 海苔豆包卷 **1** 份
- Ⓒ 辣炒高麗菜 **1** 份
- Ⓓ 蒜香毛豆仁 **1** 份

醣類	蛋白質	脂肪	熱量
96g	48g	21g	761 大卡

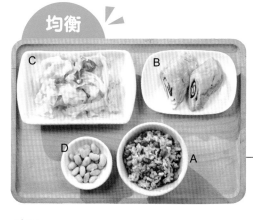

均衡

- Ⓐ 紅豆糙米飯 **1¹/5** 份
- Ⓑ 海苔豆包卷 **2/3** 份
- Ⓒ 辣炒高麗菜 **1** 份
- Ⓓ 蒜香毛豆仁 **1/2** 份

醣類	蛋白質	脂肪	熱量
74g	31g	14g	546 大卡

Tips

· 蔬食宜選用蛋白質含量高、非油炸、加工少的食材，豆類就是很優質的選擇。

食譜運用　　五穀雜糧篇 · 不想吃肉篇 · 美味配菜篇 · 美味配菜篇
　　　　　　MEMU 12　　MEMU51　　MEMU68　MEMU80&81

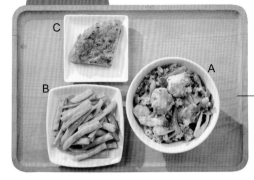

減脂

Ⓐ 菇菇雞燕米飯 **2/3** 份
Ⓑ 古早味蔥花蛋 **1/2** 份（半顆蛋）
Ⓒ 酪梨油拌敏豆 **1** 份

醣類	蛋白質	脂肪	熱量
44g	33g	14g	434 大卡

Ⓐ 菇菇雞燕米飯 **1** 份
Ⓑ 酪梨油拌敏豆 **1** 份
Ⓒ 香蕉 **100**g（1 根）

醣類	蛋白質	脂肪	熱量
83g	46g	16g	660 大卡

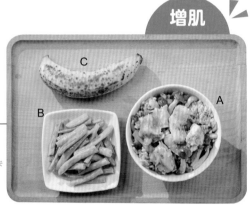

增肌

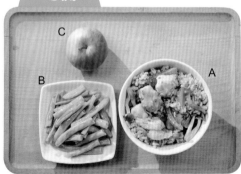

均衡

Ⓐ 菇菇雞燕米飯 **4/5** 份
Ⓑ 酪梨油拌敏豆 **1** 份
Ⓒ 蘋果 **120**g

醣類	蛋白質	脂肪	熱量
66g	27g	16g	516 大卡

Tips

· 炊飯是非常方便的懶人料理，變換食材份量就能輕鬆做出增肌餐與減脂餐。例如增肌餐雞肉可以換成鮭魚來提高總熱量。
· 減脂餐飯量少，蔥花蛋可以增加飽足感。

食譜運用　美味配菜篇 · 美味配菜篇 · 一鍋到底篇 · 水果
　　　　　MEMU 61　　MEMU 79　　MEMU 99

減脂

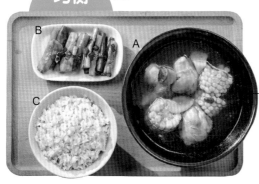

Ⓐ 麻油雞湯 **1** 份
Ⓑ 蔥醬紫茄 **1** 份
Ⓒ 蘋果 **120g**

醣類	蛋白質	脂肪	熱量
43g	36g	20g	496 大卡

增肌

Ⓐ 麻油雞湯 **1** 份
Ⓑ 蔥醬紫茄 **1** 份
Ⓒ 糙白雙米飯 **1** 份

醣類	蛋白質	脂肪	熱量
84g	41g	21g	689 大卡

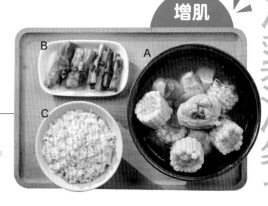

均衡

Ⓐ 麻油雞湯 **2/3** 份
Ⓑ 蔥醬紫茄 **1** 份
Ⓒ 糙白雙米飯 **1** 份

醣類	蛋白質	脂肪	熱量
78g	30g	15g	567 大卡

Tips

· 含有主食類、肉類等多樣食材的湯品，只要依需求搭配主食或配菜，例如增肌
餐搭配米飯來增加醣類的攝取量。
· 減脂餐因為沒有搭配米飯，可以搭配醣類含量高的水果，如蘋果來補充。

食譜運用　五穀雜糧篇 · 美味配菜篇 · 一鍋到底篇 · 水果
　　　　　MEMU 11　　MEMU 83　　MEMU 92

人氣爆棚營養師團隊教你靠吃就能瘦

增肌減脂
低GI自煮訓練

作　　　者／林敬鈞、陳怡儒、蘇雅惠
協 力 編 輯／李曉芳
企 畫 選 書／蔡意琪

行 銷 經 理／王維君
業 務 經 理／羅越華
總 　 編 　 輯／林小鈴
發 　 行 　 人／何飛鵬
出 　 　 　 版／原水文化
　　　　　　　台北市中山區民生東路二段 141 號 8 樓
　　　　　　　電話：02-2500-7008　傳真：02-2502-7676
　　　　　　　E-mail：bwp.service@cite.com.tw
發 　 　 　 行／英屬蓋曼群島商家庭傳媒股份有限公司城邦分公司
　　　　　　　台北市中山區民生東路二段 141 號 11 樓
　　　　　　　書蟲客服務專線：02-2500-7718；02-2500-7719
　　　　　　　24 小時傳真專線：02-2500-1990；02-2500-1991
　　　　　　　服務時間：週一至週五上午 09:30 ～ 12:00；下午 13:30 ～ 17:00
　　　　　　　讀者服務信箱：service@readingclub.com.tw

劃 撥 帳 號／19863813　戶名：書蟲股份有限公司
香 港 發 行／城邦（香港）出版集團有限公司
　　　　　　　香港灣仔駱克道 193 號東超商業中心 1 樓
　　　　　　　電話：852-2508-6231　傳真：852-2578-9337
　　　　　　　電郵：hkcite@biznetvigator.com
馬 新 發 行／城邦（馬新）出版集團 Cite(M) Sdn. Bhd.
　　　　　　　41, Jalan Radin Anum, Bandar Baru Sri Petaling,
　　　　　　　57000 Kuala Lumpur, Malaysia.
　　　　　　　電話：603-9057-8822　傳真：603-9057-6622

封 面 設 計／劉麗雪
內 頁 排 版／奧瑞崎視覺設計工作室 李喬葳
製 版 印 刷／卡樂彩色製版印刷有限公司
初 　 　 　 版／2022 年 01 月 22 日
初版 2.8 刷／2024 年 05 月 28 日
定 　 　 　 價／499 元
I S B N／978-626-95425-5-0

城邦讀書花園
www.cite.com.tw
Printed in Taiwan

國家圖書館出版品
預行編目 (CIP) 資料

增肌減脂！低 GI 自『煮』訓練：人氣爆
棚營養師團隊教你靠吃就能瘦／林敬鈞，
陳怡儒，蘇雅惠作 .-- 初版 .-- 臺北市：
原水文化出版：英屬蓋曼群島商家庭傳媒
股份有限公司城邦分公司發行，
2022.01
　面；　公分
978-626-95425-5-0(平裝)
1. 健康飲食 2. 食譜
411.3　　　　　　　110021895